- 두뇌 트레이닝   - 치매 예방   - 인지능력 향상

건강 100세를 위한
5분 두뇌 운동

점선 잇고 색칠하기 ❶

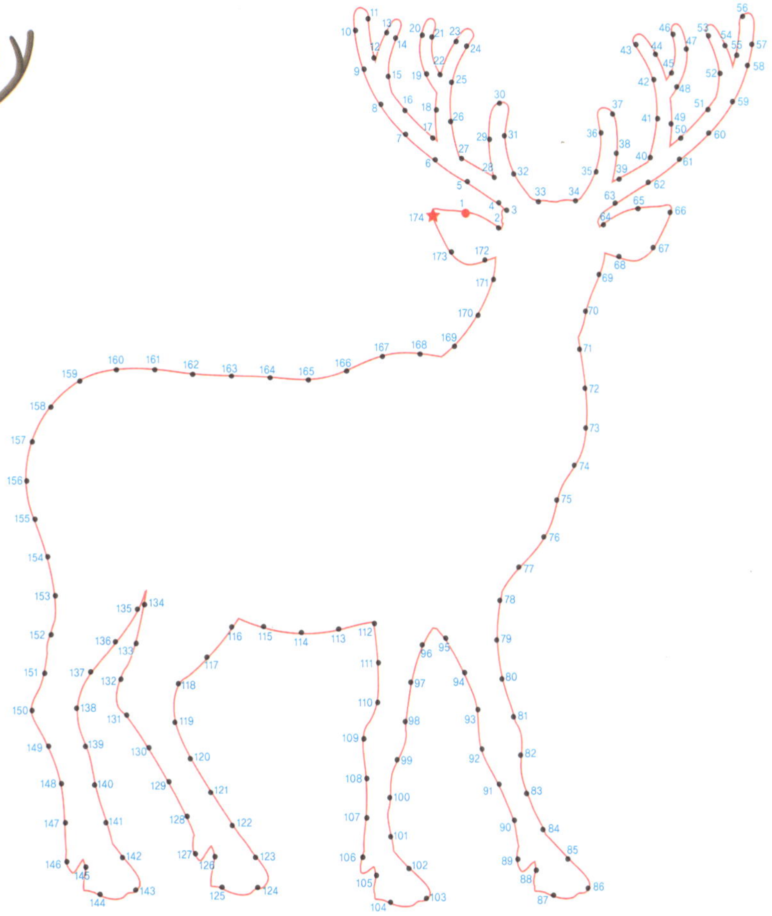

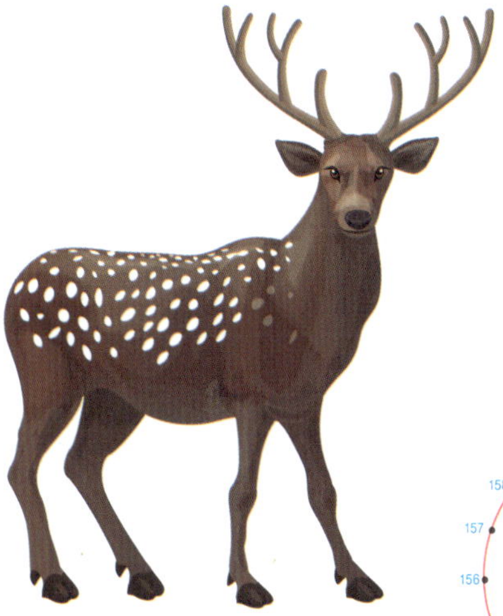

교육의 길잡이 · 학생의 동반자
(주) 교학사

책을 펴내며

모든 병이 다 그렇듯이 병이 발생하여 치료하는 것보다는 그 병에 걸리지 않도록 예방하는 것이 중요한데 흔히, 노망이라고 불리는 치매의 경우는 특히 더 그렇다. 왜냐하면 뇌 세포는 몸의 다른 세포와는 달리 일단 손상이 되면 재생이 되지 않기 때문이다.

치매를 일으키는 원인 질환은 수없이 많다. 이를 크게 세 가지로 분류하면 첫째 노인성 치매로 알려진 알츠하이머병, 둘째 혈관성 치매, 셋째 그 밖의 질환으로 분류할 수 있다. 일반인 수준에서는 치매에는 크게 알츠하이머병과 혈관성 치매가 있는 것으로 알아 두면 충분하다. 알츠하이머병과 혈관성 치매가 차지하는 비율이 치매 전체의 80~90%이기 때문이다.

2019. 1.

치매 체크리스트

최근 6개월 간의 해당 사항에 동그라미 해 주세요.
1. (   )어떤 일이 언제 일어났는지 기억하지 못할 때가 있다.
2. (   )며칠 전에 들었던 이야기를 잊는다.
3. (   )반복되는 일상생활에 변화가 생겼을 때 금방 적응하기가 힘들다.
4. (   )본인에게 중요한 사항을 잊을 때가 있다. (예를 들어 배우자 생일, 결혼 기념일 등)
5. (   )어떤 일을 하고도 잊어버려 다시 반복한 적이 있다.
6. (   )약속을 하고 잊은 때가 있다.
7. (   )이야기 도중 방금 자기가 무슨 이야기를 하고 있었는지를 잊을 때가 있다.
8. (   )약 먹는 시간을 놓치기도 한다.
9. (   )하고 싶은 말이나 표현이 금방 떠오르지 않는다.
10. (   )물건 이름이 금방 생각나지 않는다.
11. (   )개인적인 편지나 사무적인 편지를 쓰기 힘들다.
12. (   )갈수록 말수가 감소되는 경향이 있다.
13. (   )신문이나 잡지를 읽을 때 이야기 줄거리를 파악하지 못한다.
14. (   )책을 읽을 때 같은 문장을 여러 번 읽어야 이해가 된다.
15. (   )텔레비전에 나오는 이야기를 따라가기 힘들다.
16. (   )전에 가본 장소를 기억하지 못한다.
17. (   )길을 잃거나 헤맨 적이 있다.
18. (   )계산 능력이 떨어졌다.
19. (   )돈 관리를 하는 데 실수가 있다.
20. (   )과거에 쓰던 기구 사용이 서툴러졌다.

※ 동그라미 한 문항은 1점을 주어 20점 만점으로 계산한다. 이 설문지는 환자를 잘 아는 보호자가 작성하는 설문지로 20개 중 10개 이상이면 가까운 보건소에 가서 치매조기검진을 받아 보십시오.
점수가 높을수록 주관적 기억감퇴가 심한 것을 의미합니다.

차례

- 책을 펴내며 2
- 차례 3

곤충·스포츠
4~11

동물
12~21

새
22~35

채소·과일
36~49

꽃
50~60

1 점선 잇기
점선을 따라 숫자 1부터 순서대로 선을 이어 보고 예쁘게 색칠해 보세요.

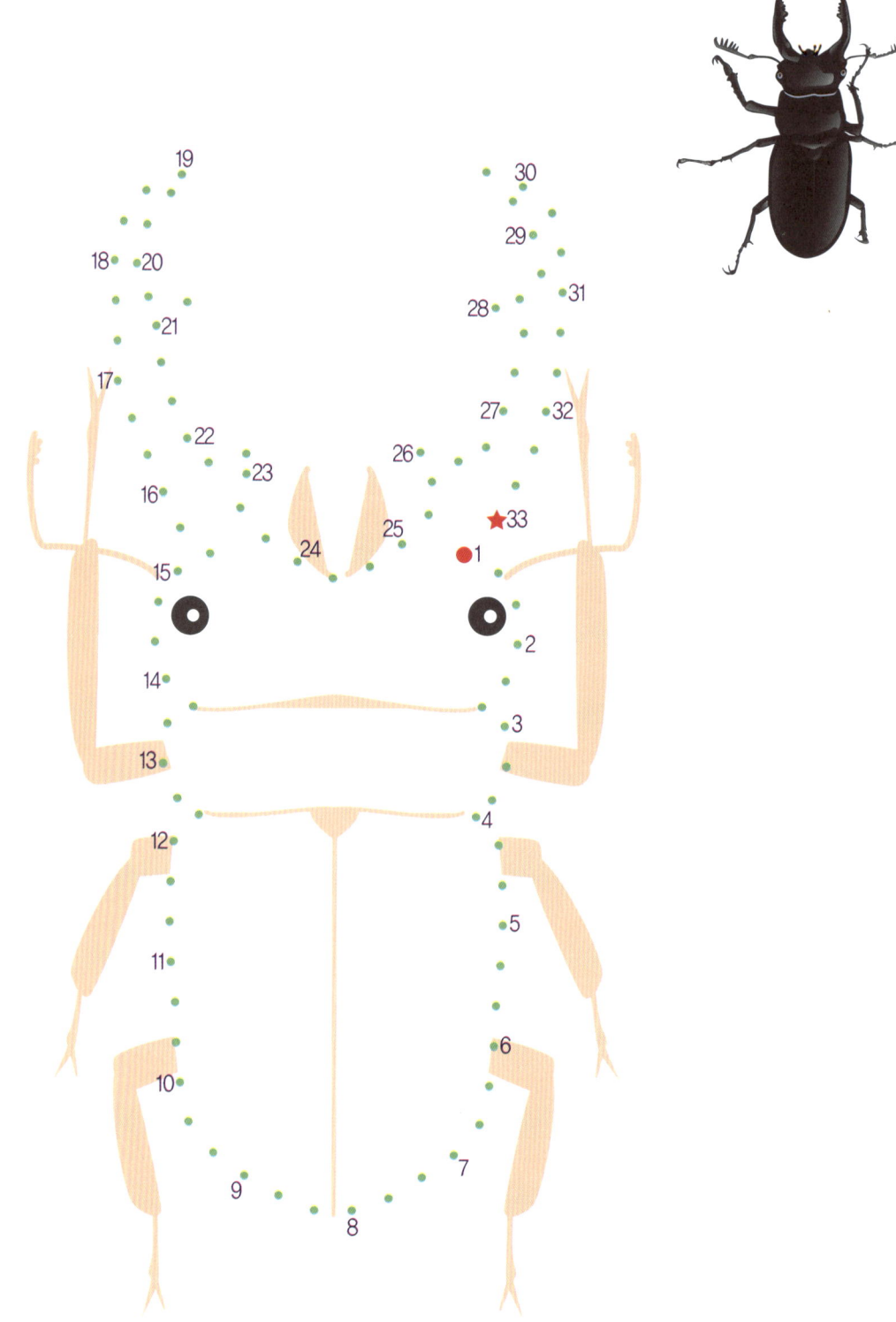

2 점선 잇기 점선을 따라 숫자 1부터 순서대로 선을 이어 보고 예쁘게 색칠해 보세요.

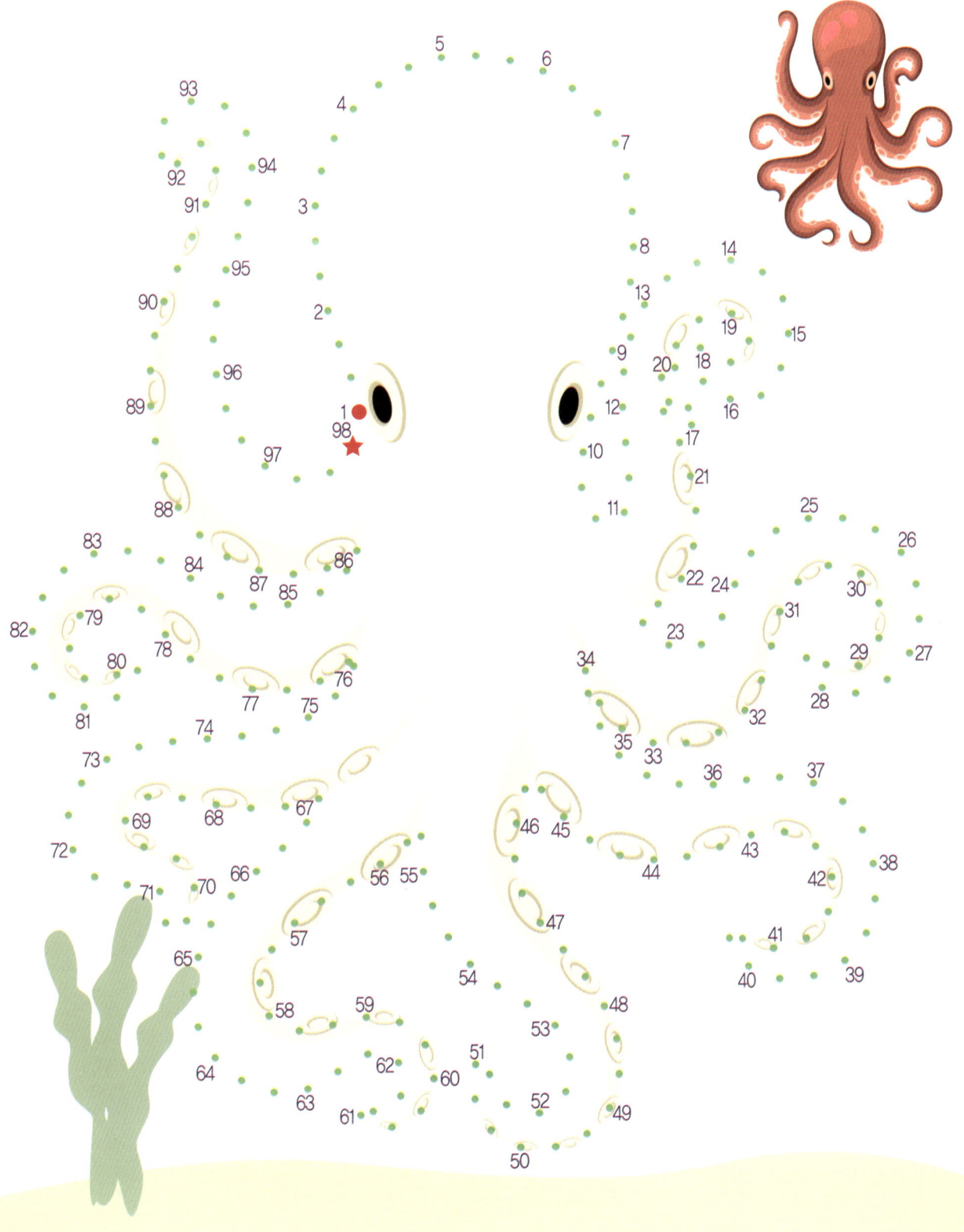

3 점선 잇기
점선을 따라 숫자 1부터 순서대로 선을 이어 보고 예쁘게 색칠해 보세요.

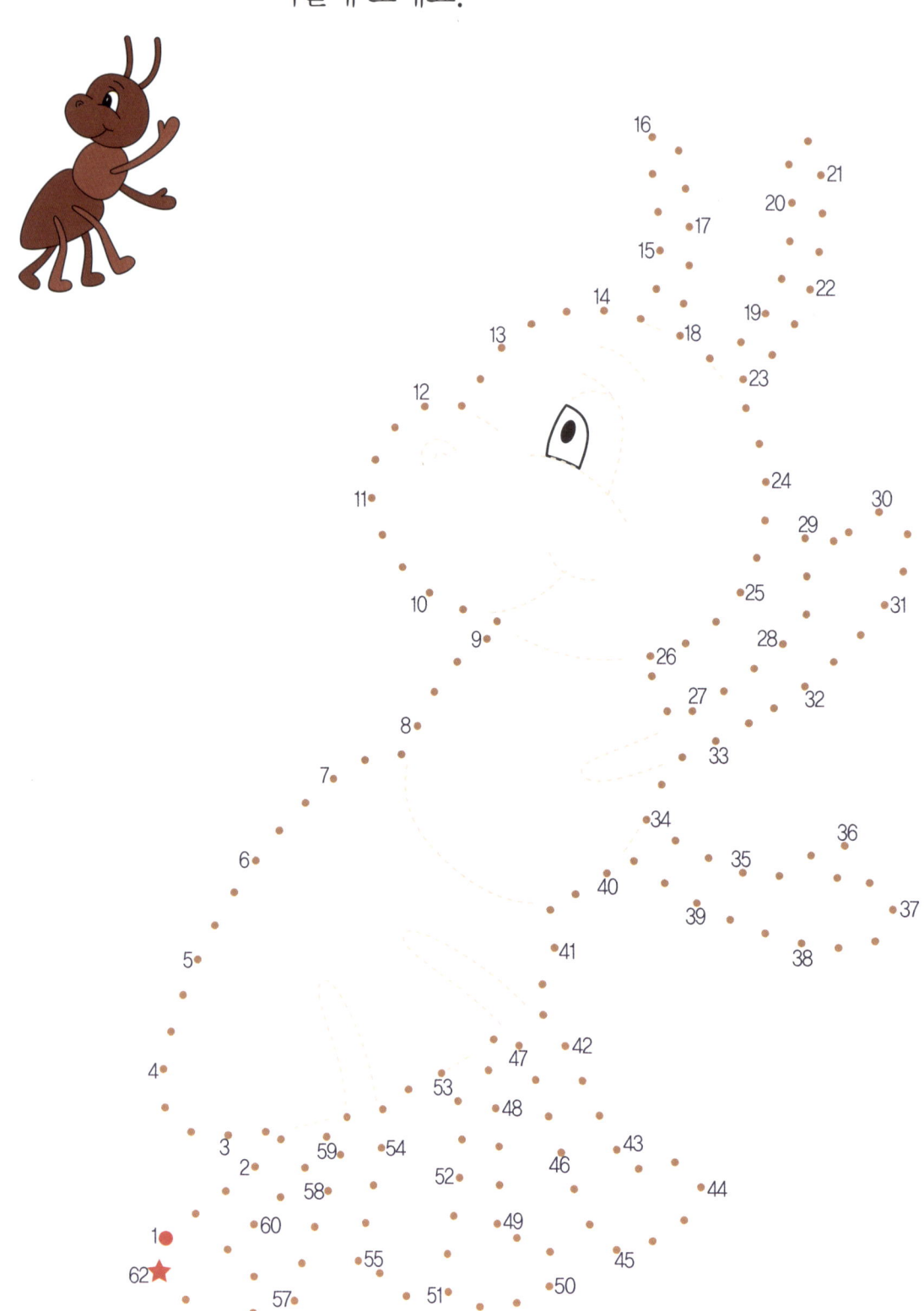

4 점선 잇기
점선을 따라 숫자 1부터 순서대로 선을 이어 보고 예쁘게 색칠해 보세요.

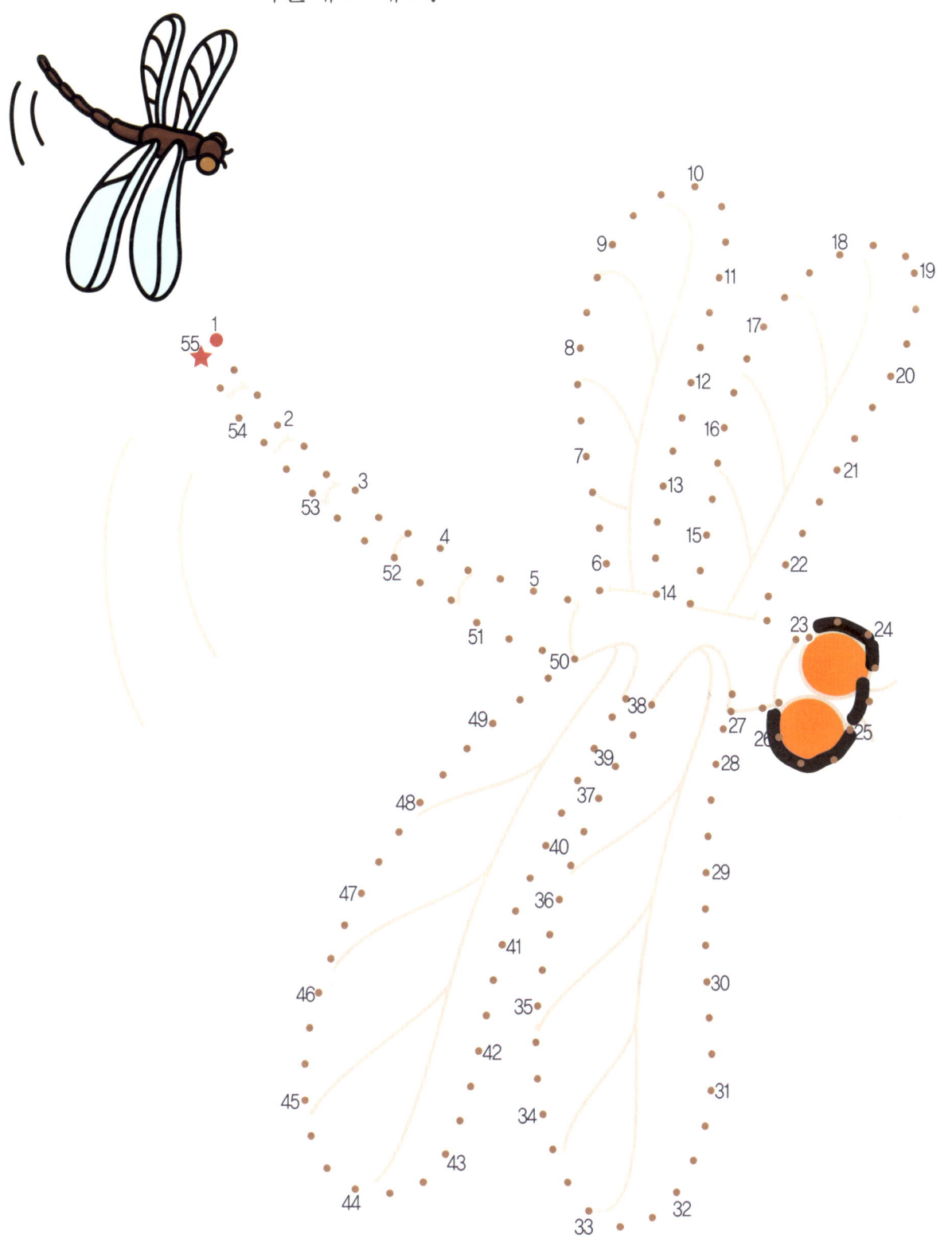

5 점선 잇기 점선을 따라 숫자 1부터 순서대로 선을 이어 보고 예쁘게 색칠해 보세요.

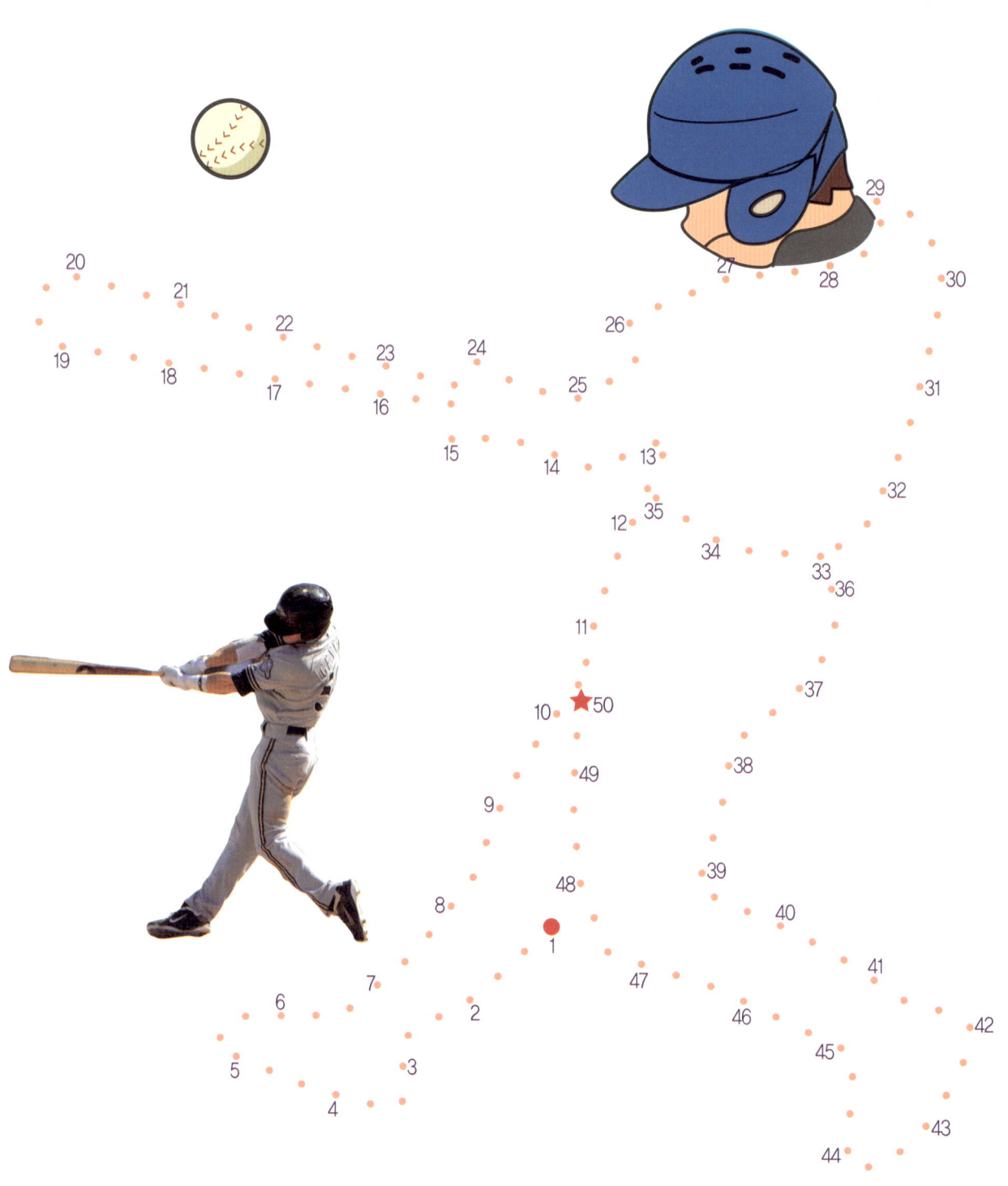

6 점선 잇기 점선을 따라 숫자 1부터 순서대로 선을 이어 보고 예쁘게 색칠해 보세요.

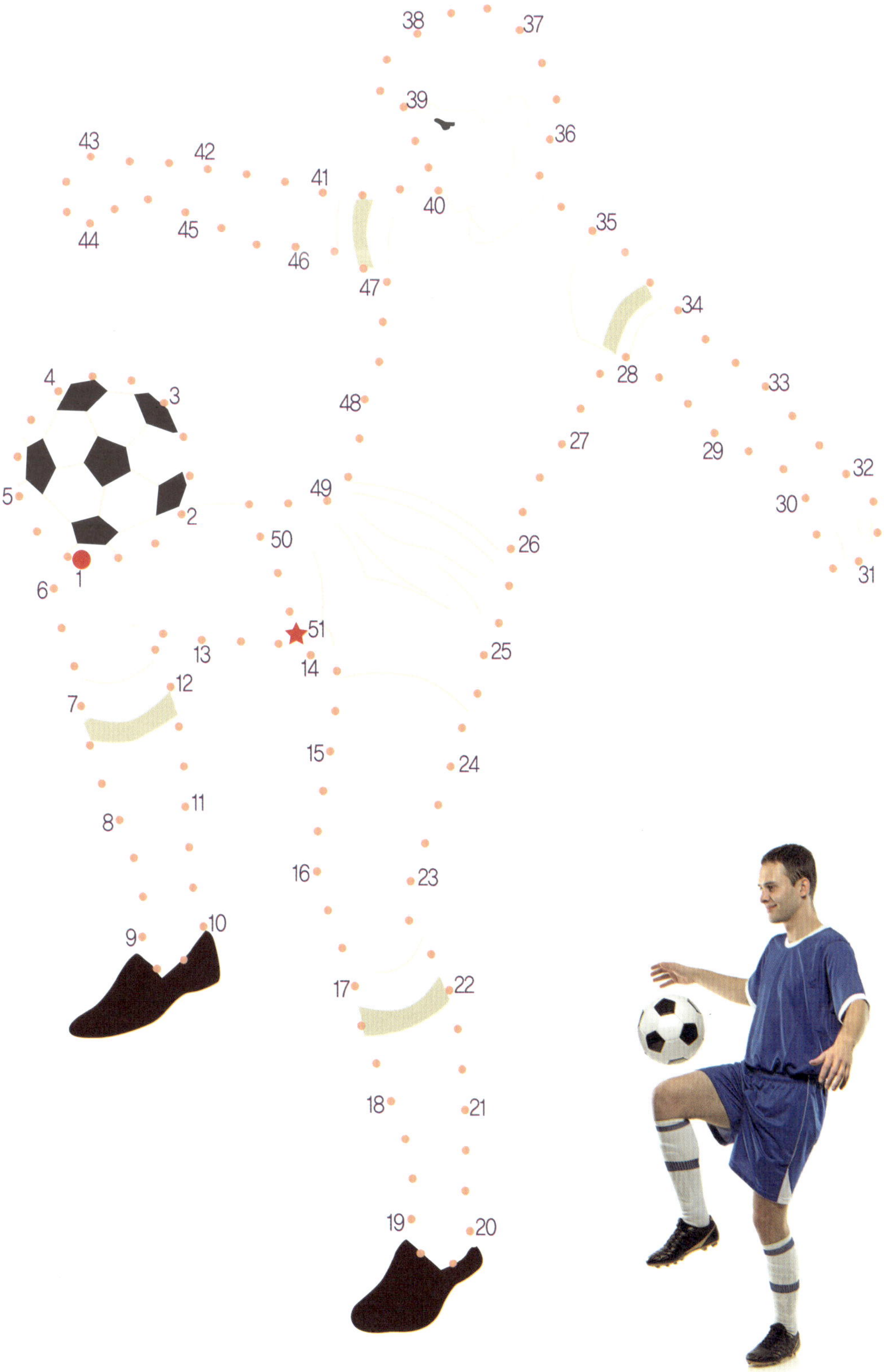

7 점선 잇기
점선을 따라 숫자 1부터 순서대로 선을 이어 보고 예쁘게 색칠해 보세요.

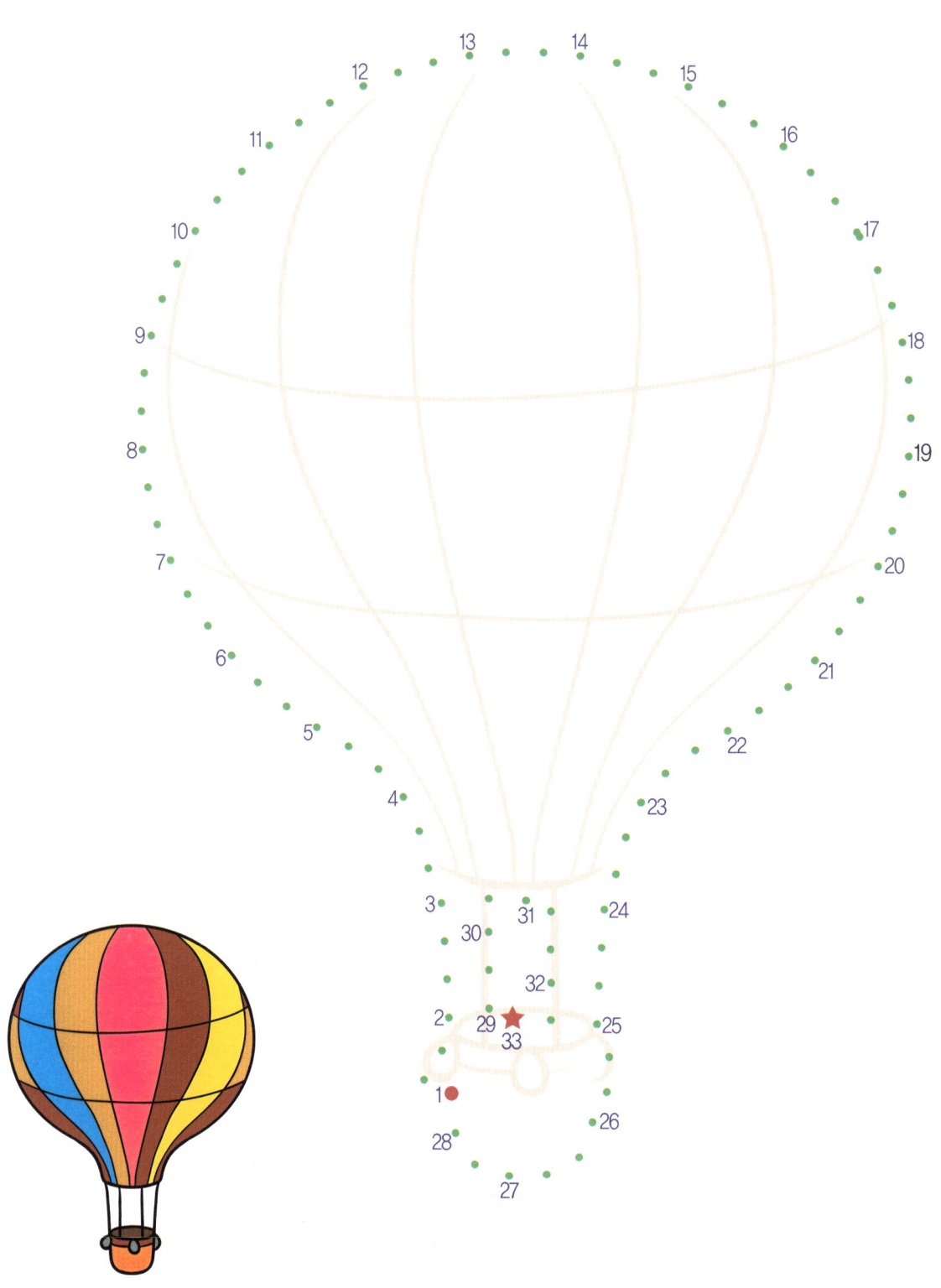

8 점선 잇기
점선을 따라 숫자 1부터 순서대로 선을 이어 보고 예쁘게 색칠해 보세요.

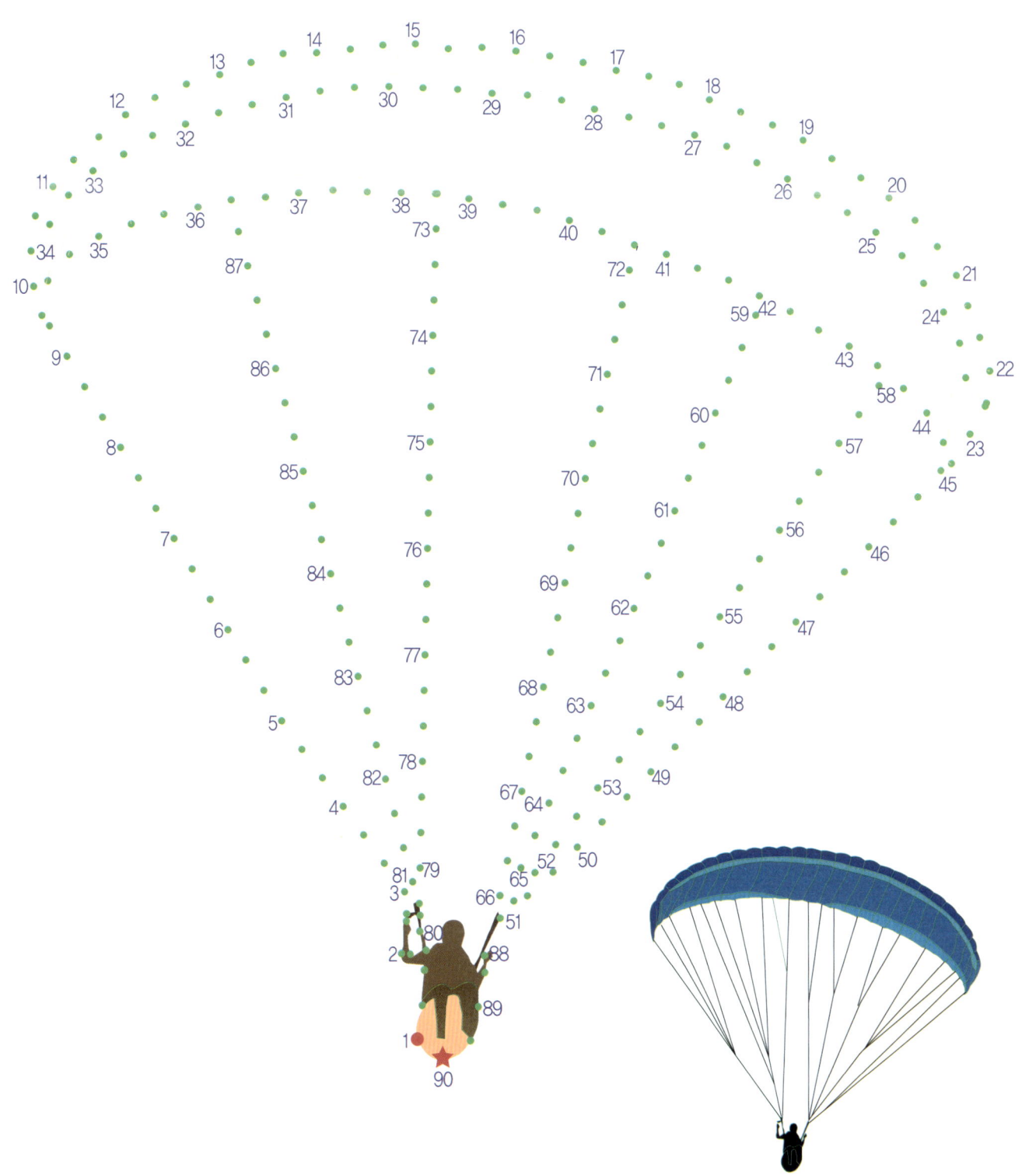

9 점선 잇기 점선을 따라 숫자 1부터 순서대로 선을 이어 보고 예쁘게 색칠해 보세요.

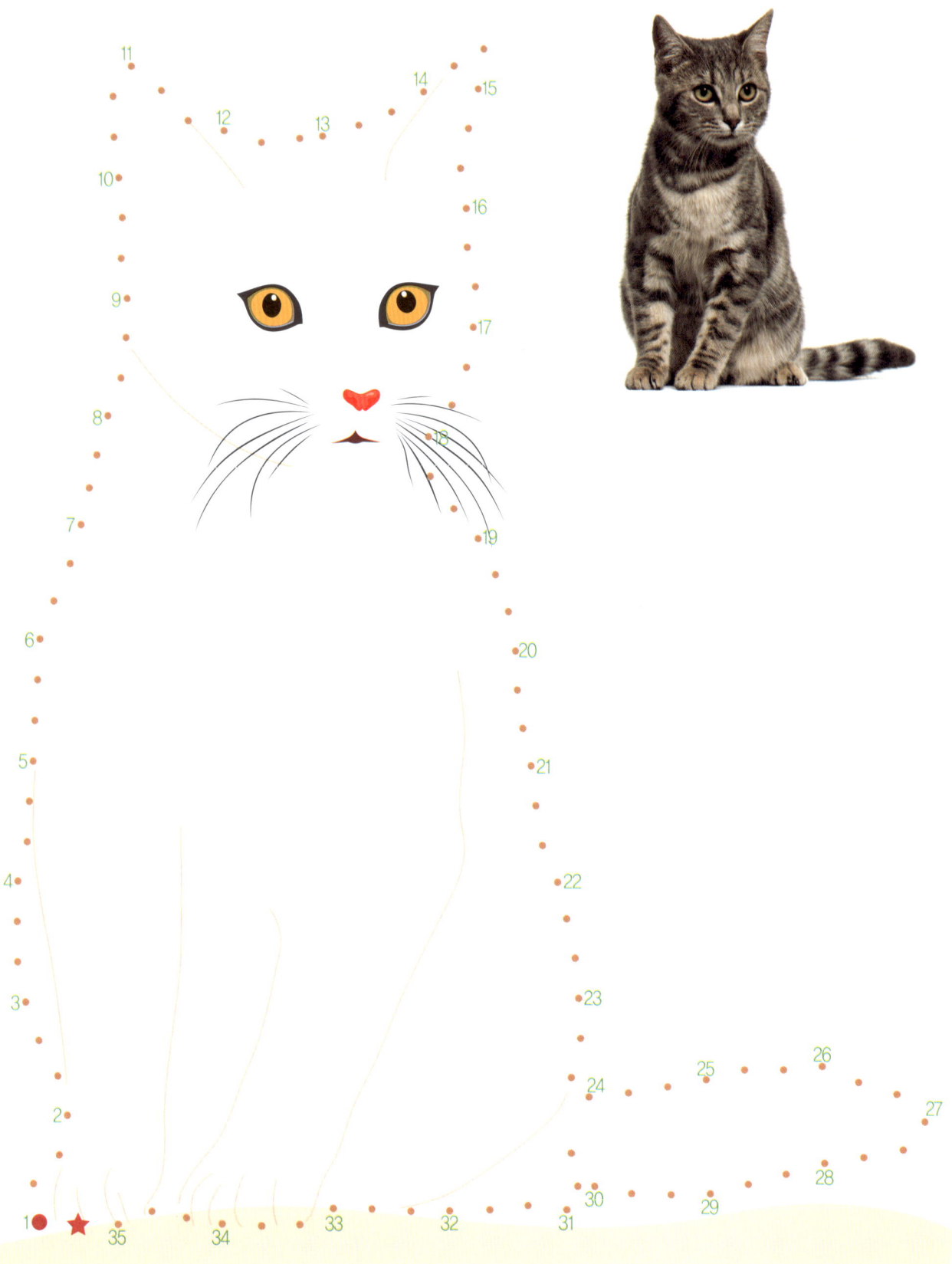

10 **점선 잇기** 점선을 따라 숫자 1부터 순서대로 선을 이어 보고 예쁘게 색칠해 보세요.

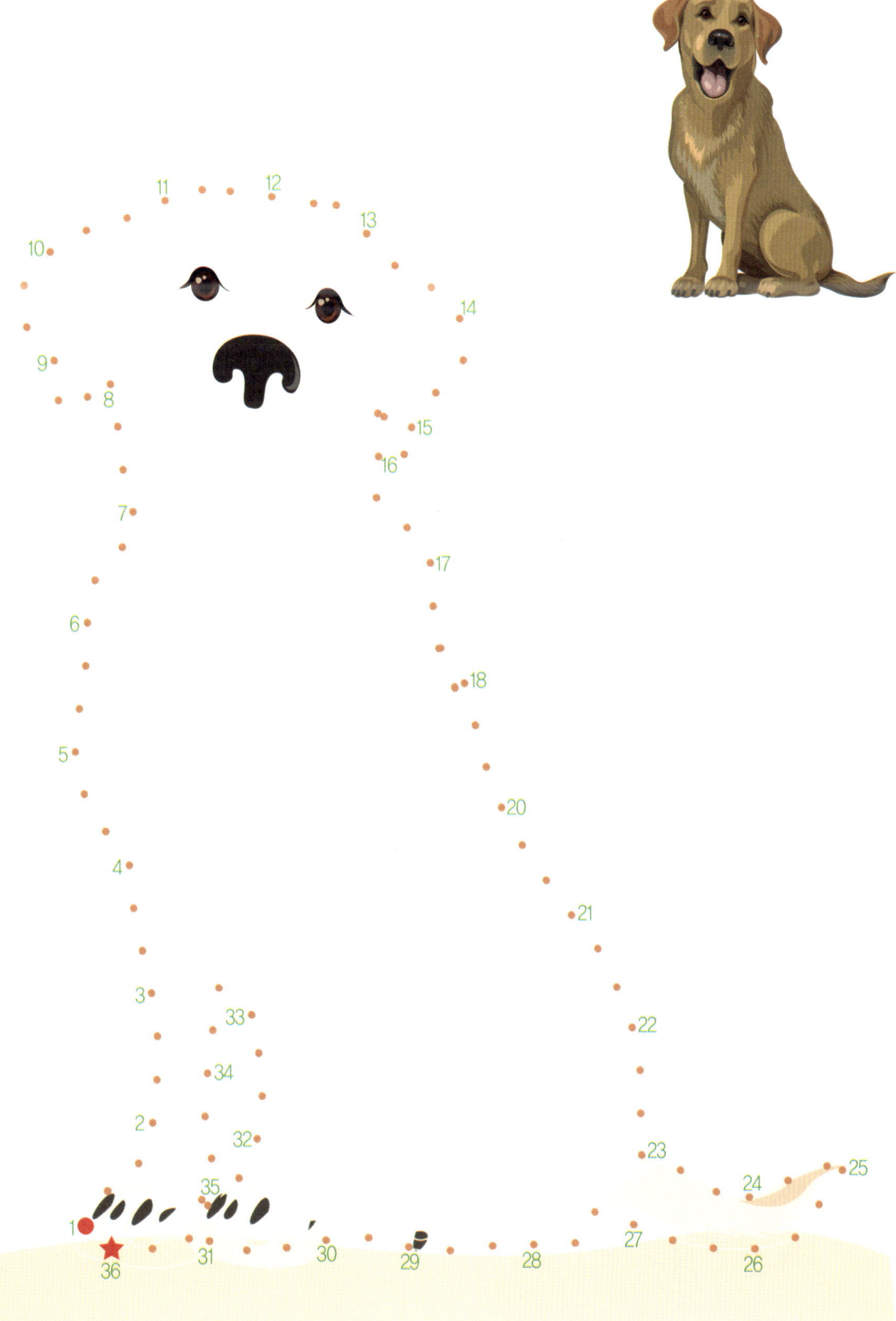

11 점선 잇기
점선을 따라 숫자 1부터 순서대로 선을 이어 보고 예쁘게 색칠해 보세요.

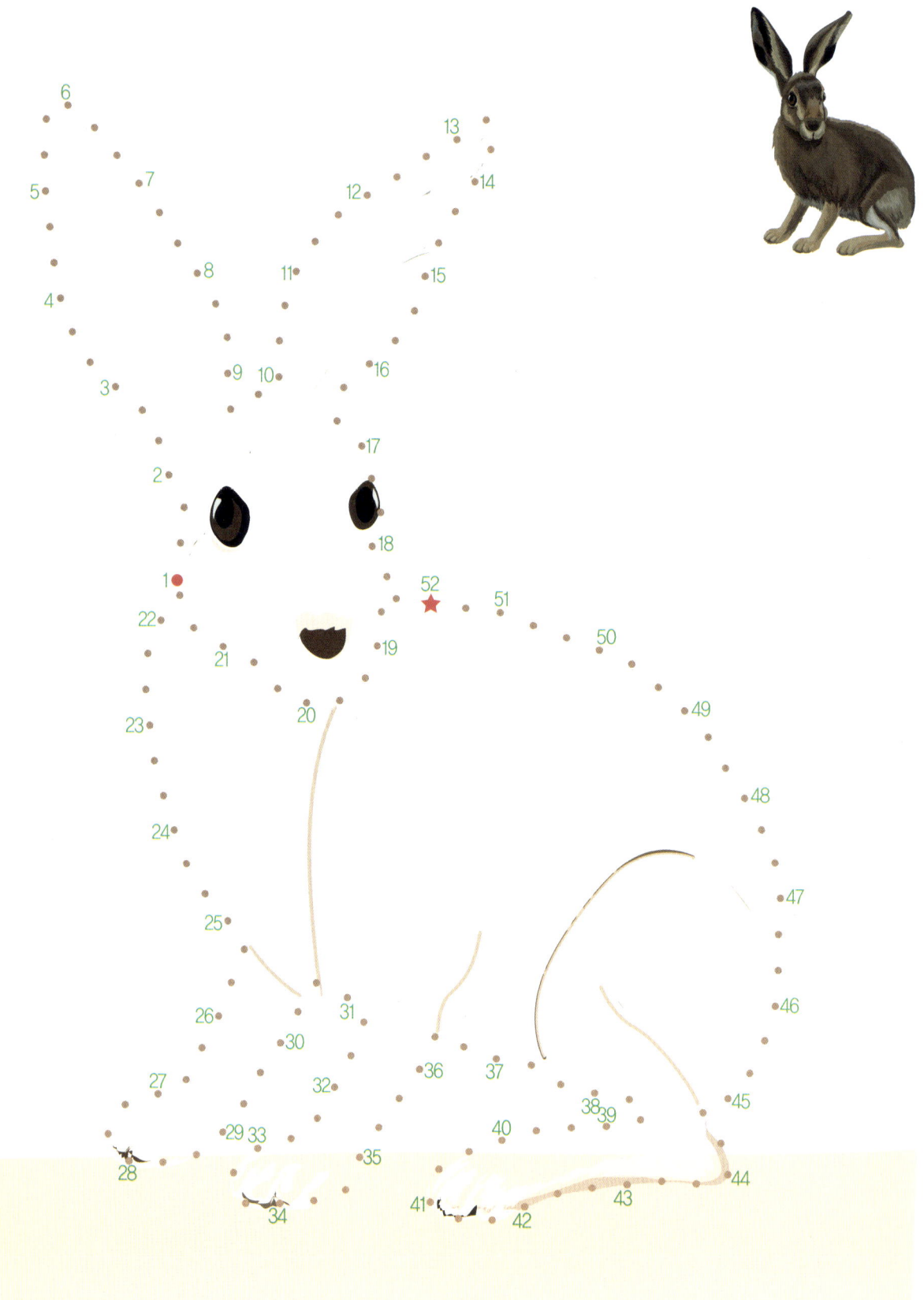

12 점선 잇기
점선을 따라 숫자 1부터 순서대로 선을 이어 보고 예쁘게 색칠해 보세요.

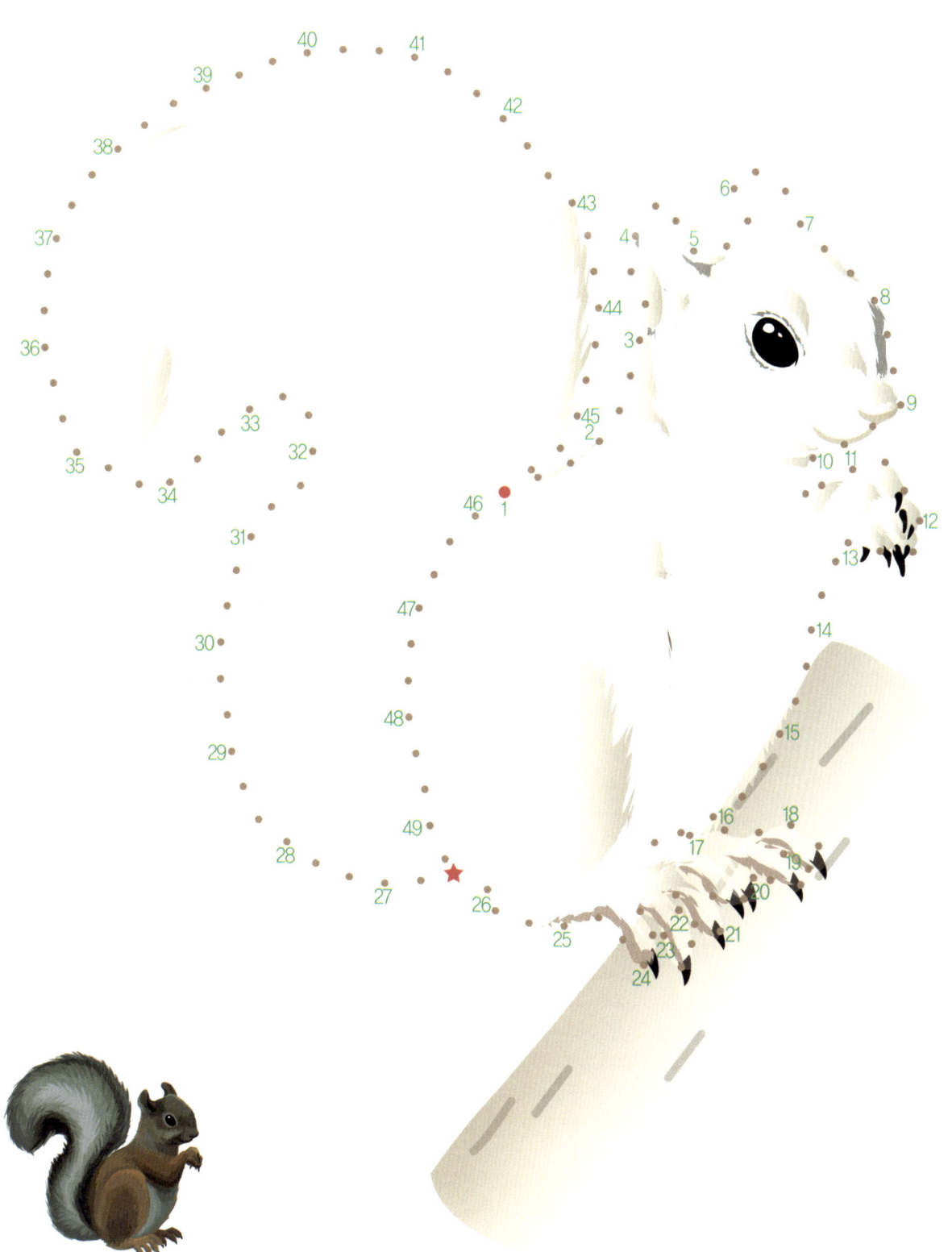

13 점선 잇기
점선을 따라 숫자 1부터 순서대로 선을 이어 보고 예쁘게 색칠해 보세요.

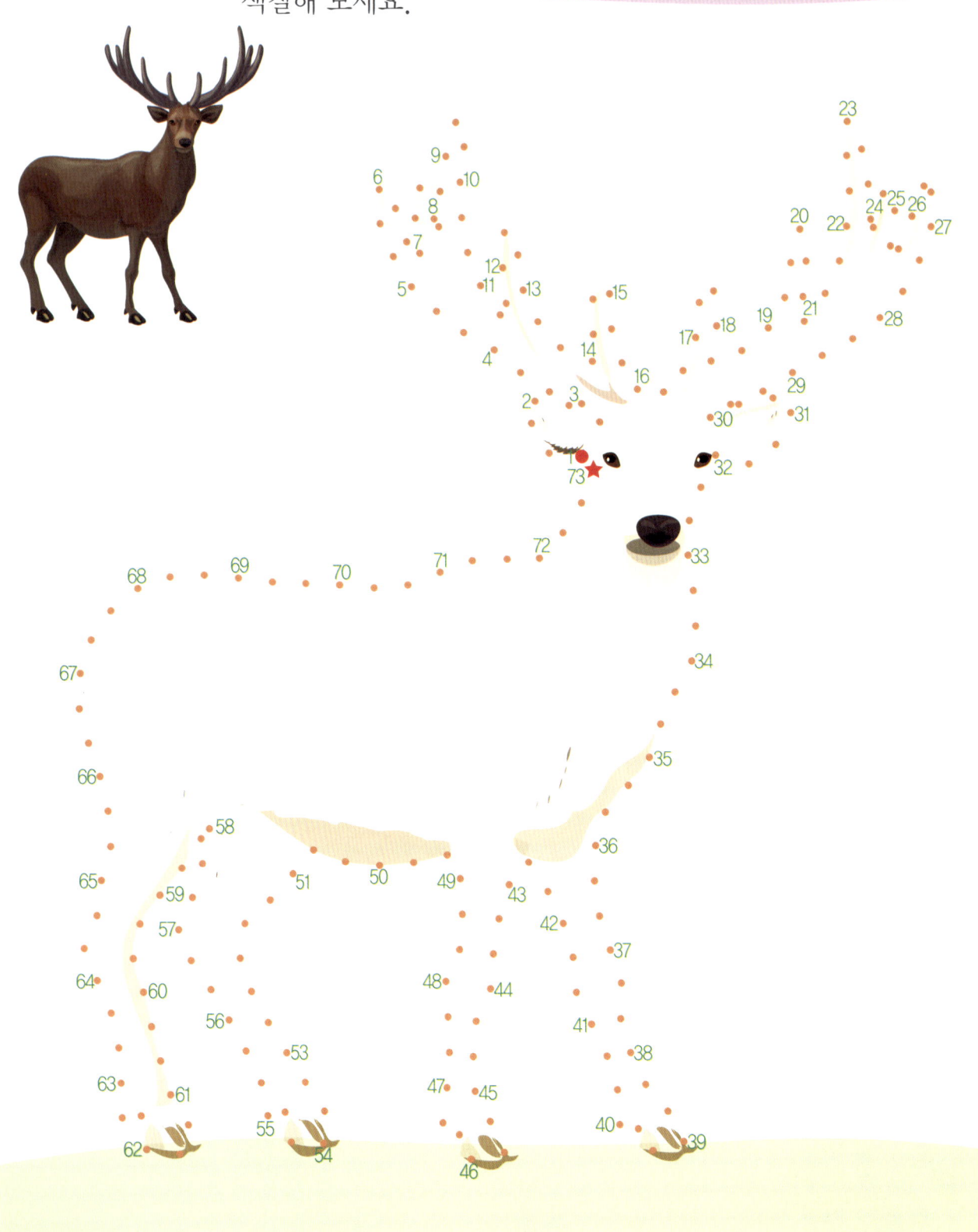

14 점선 잇기
점선을 따라 숫자 1부터 순서대로 선을 이어 보고 예쁘게 색칠해 보세요.

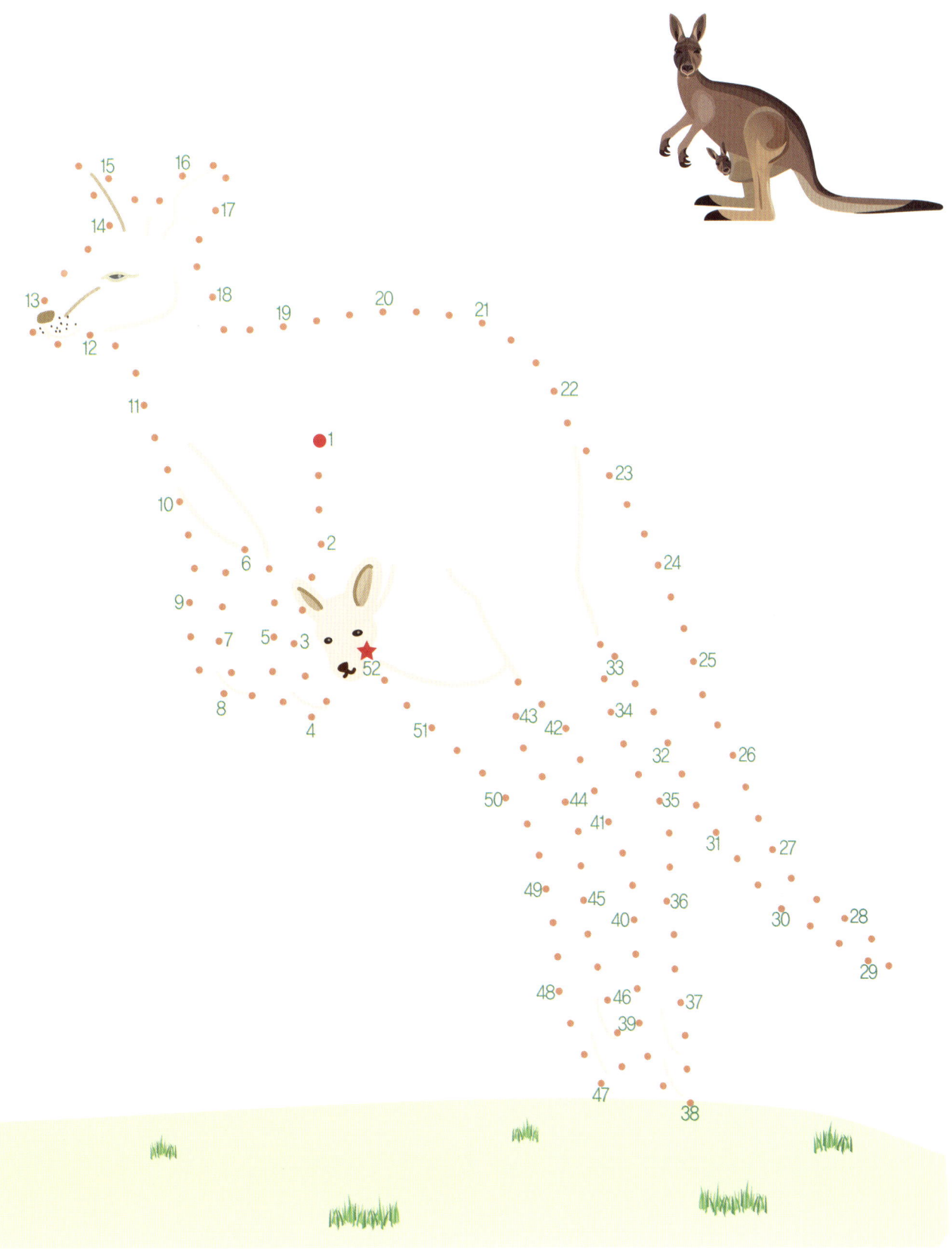

15 점선 잇기
점선을 따라 숫자 1부터 순서대로 선을 이어 보고 예쁘게 색칠해 보세요.

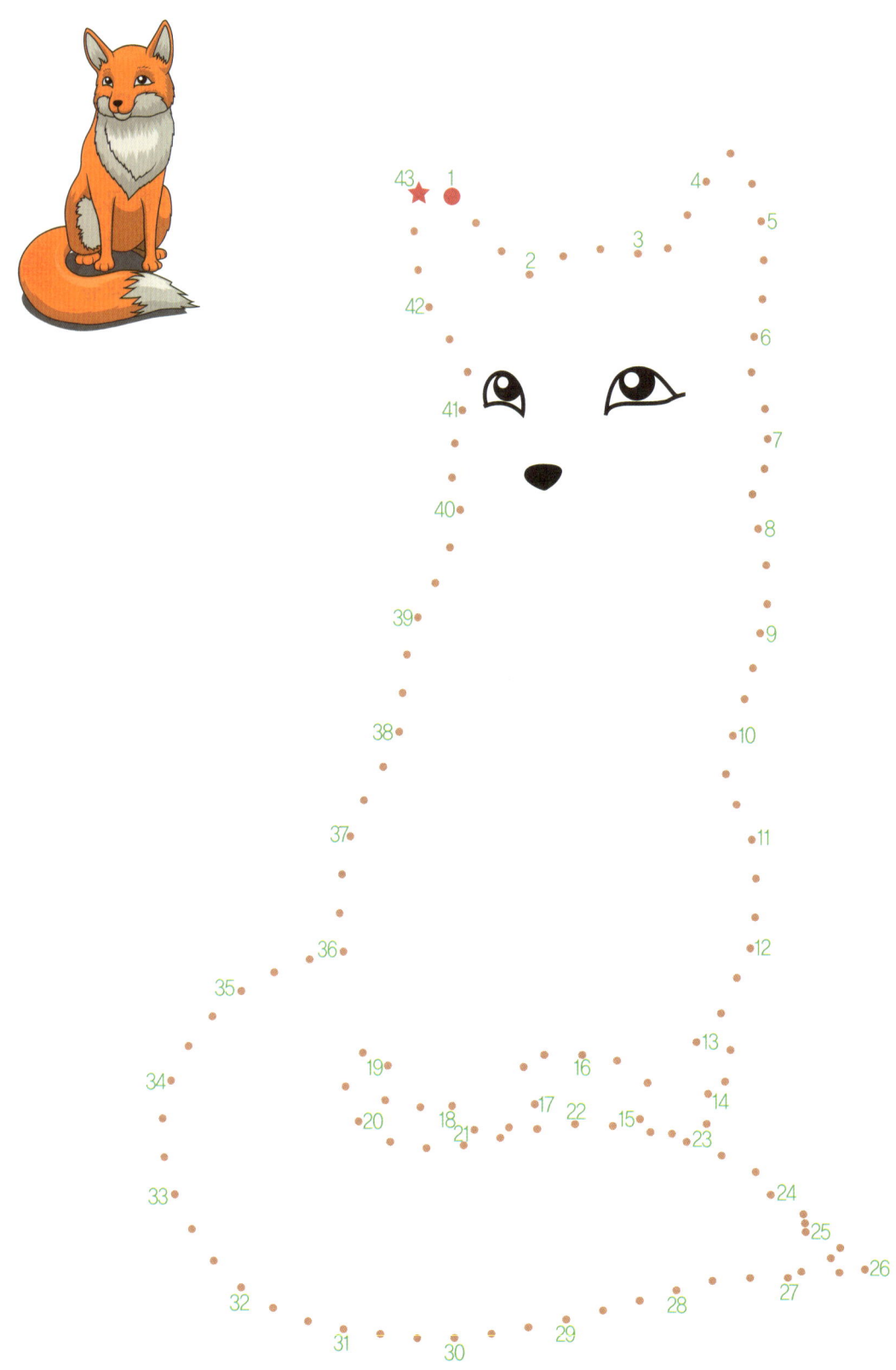

16 점선 잇기
점선을 따라 숫자 1부터 순서대로 선을 이어 보고 예쁘게 색칠해 보세요.

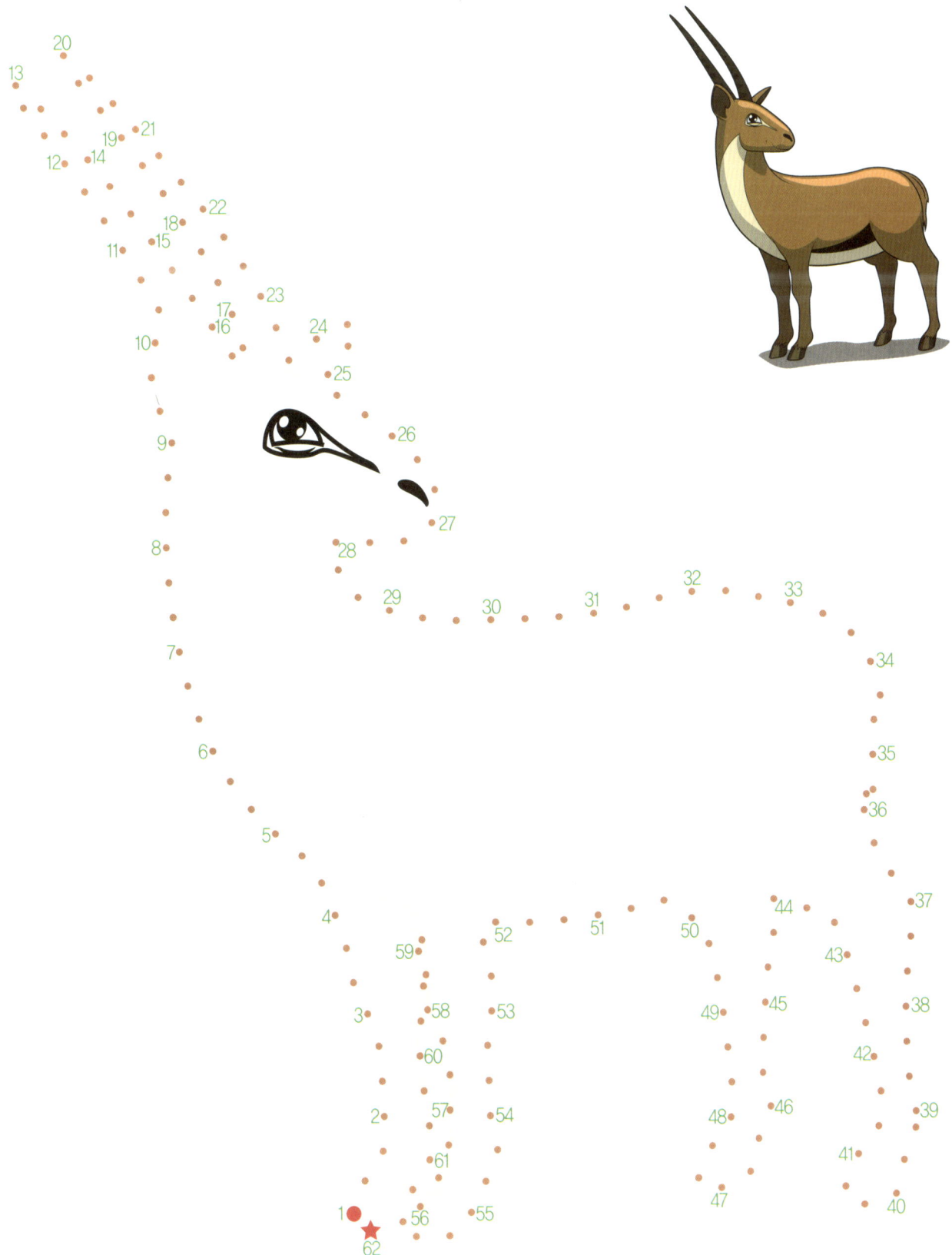

17 점선 잇기
점선을 따라 숫자 1부터 순서대로 선을 이어 보고 예쁘게 색칠해 보세요.

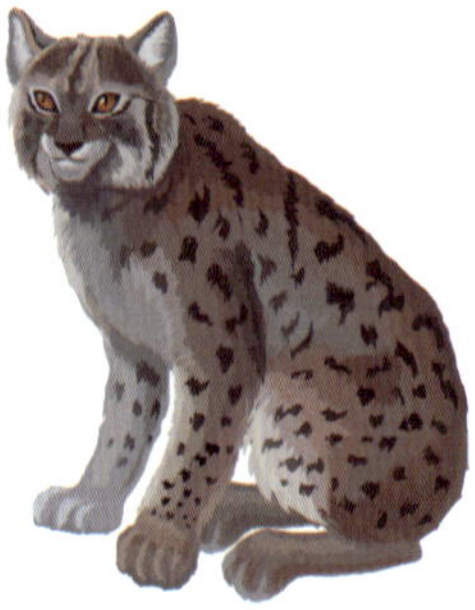

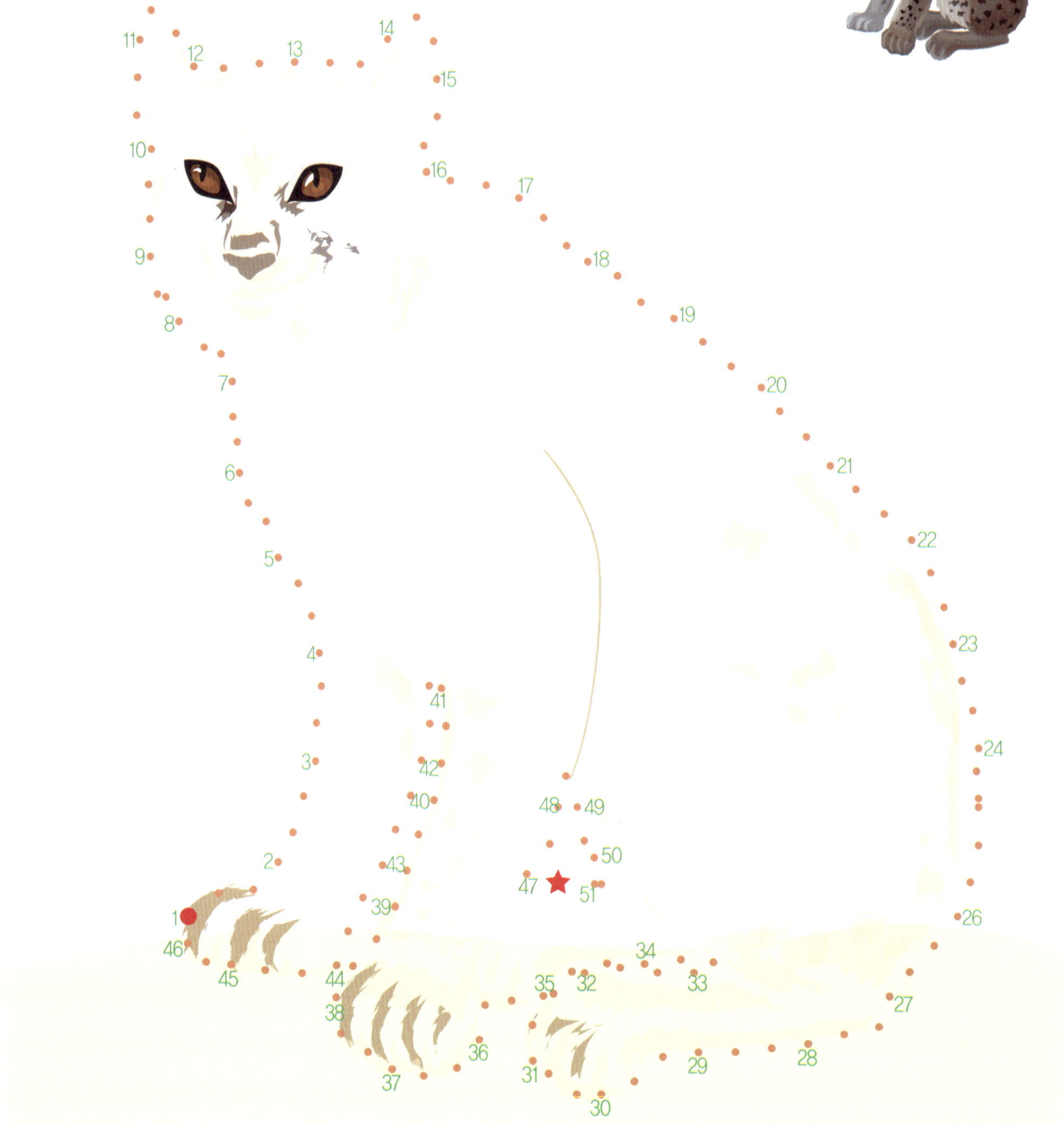

18 점선 잇기
점선을 따라 숫자 1부터 순서대로 선을 이어 보고 예쁘게 색칠해 보세요.

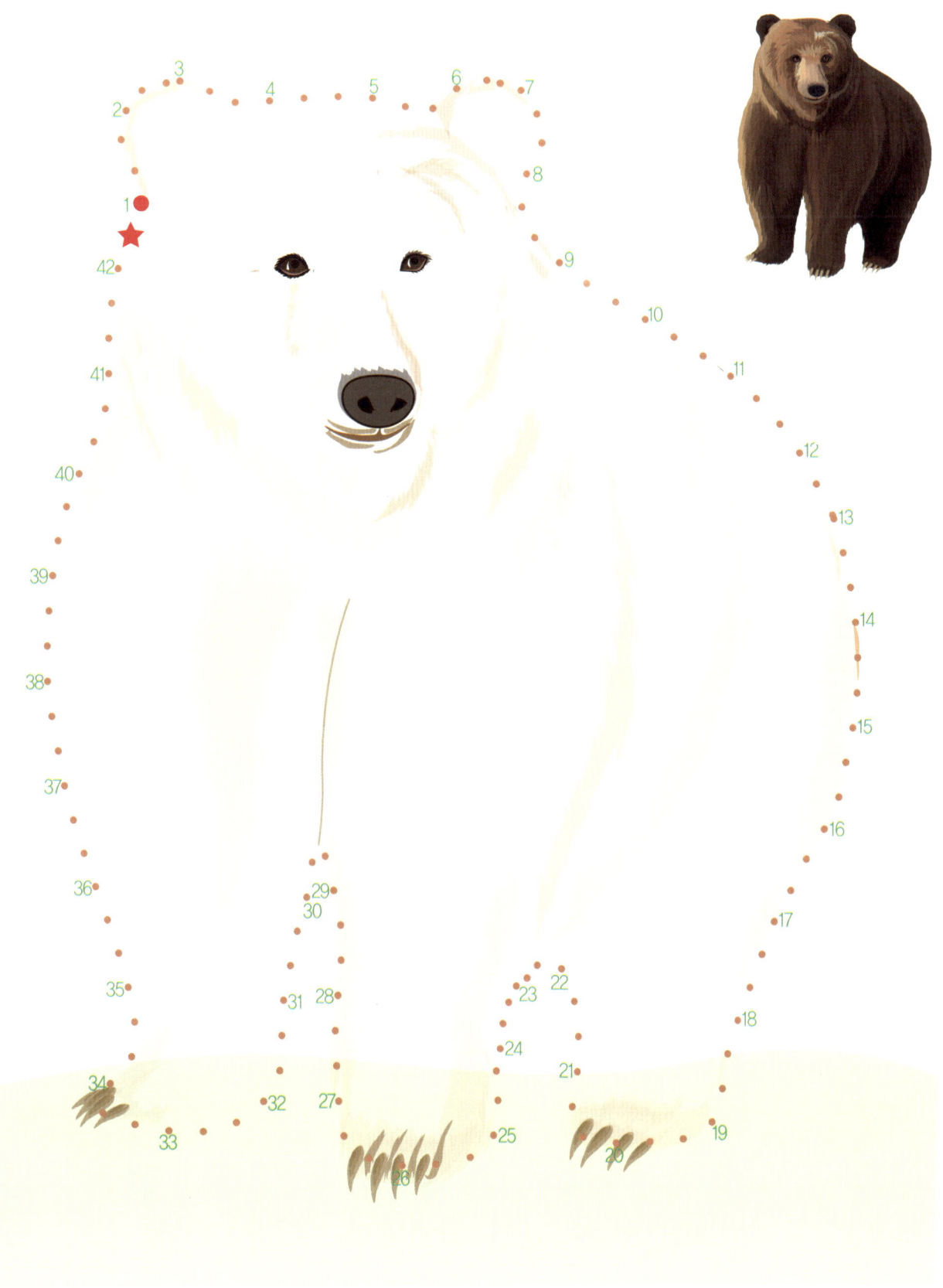

19 점선 잇기

점선을 따라 숫자 1부터 순서대로 선을 이어 보고 예쁘게 색칠해 보세요.

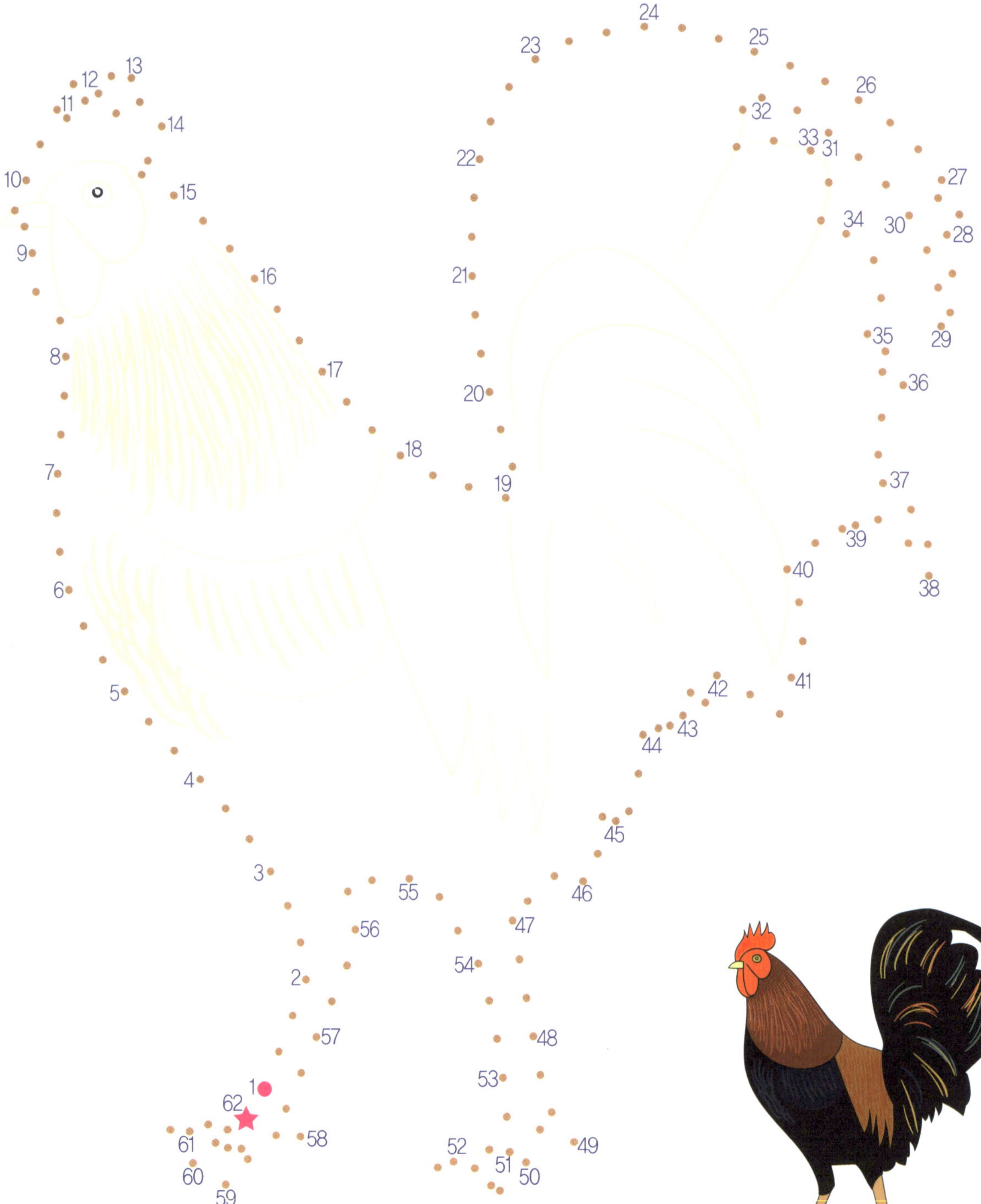

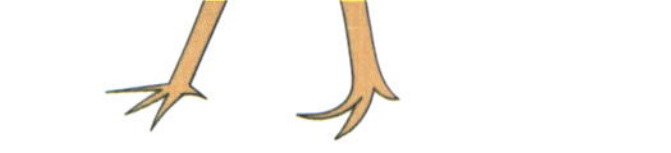

20 점선 잇기
점선을 따라 숫자 1부터 순서대로 선을 이어 보고 예쁘게 색칠해 보세요.

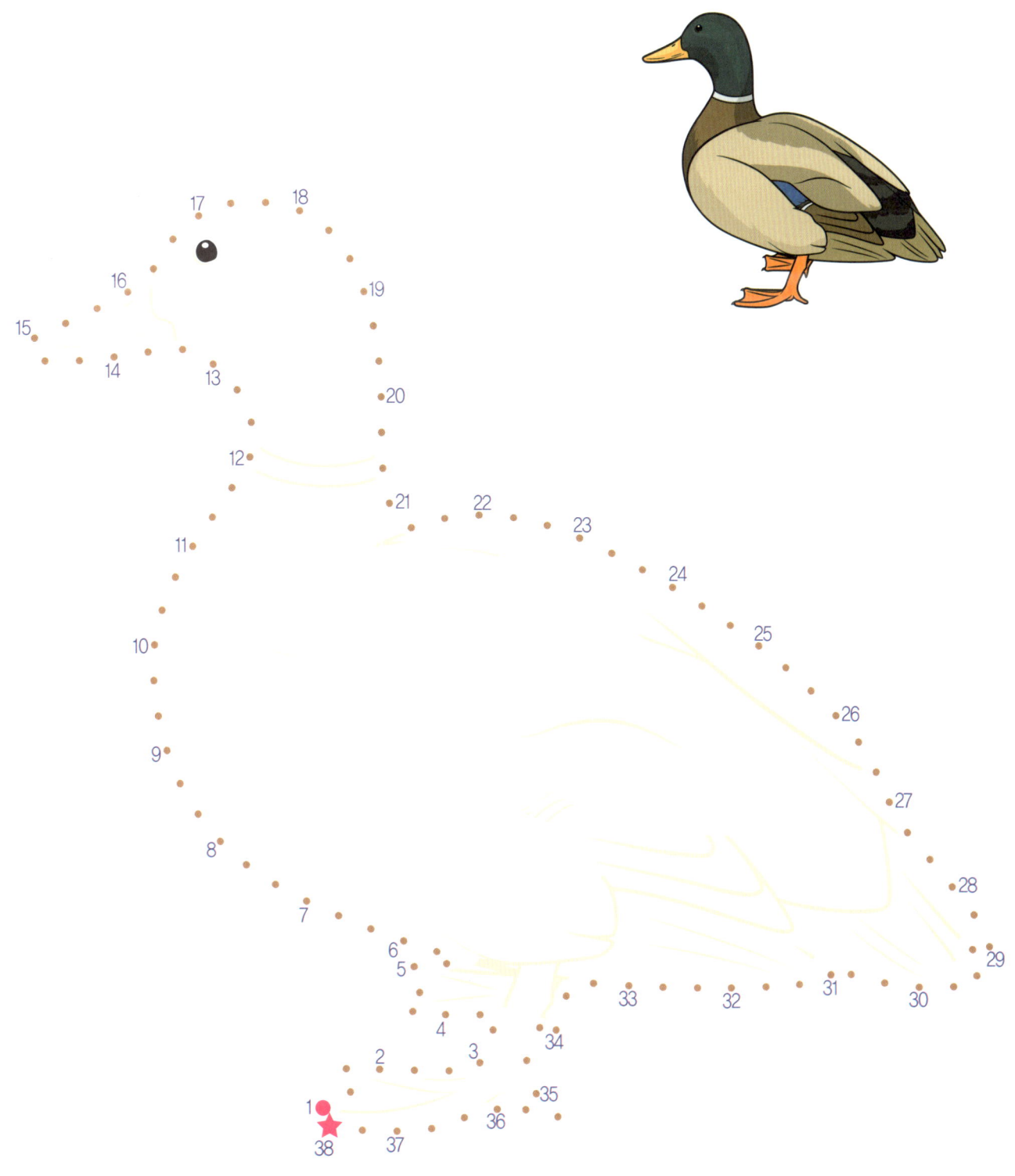

21 점선 잇기
점선을 따라 숫자 1부터 순서대로 선을 이어 보고 예쁘게 색칠해 보세요.

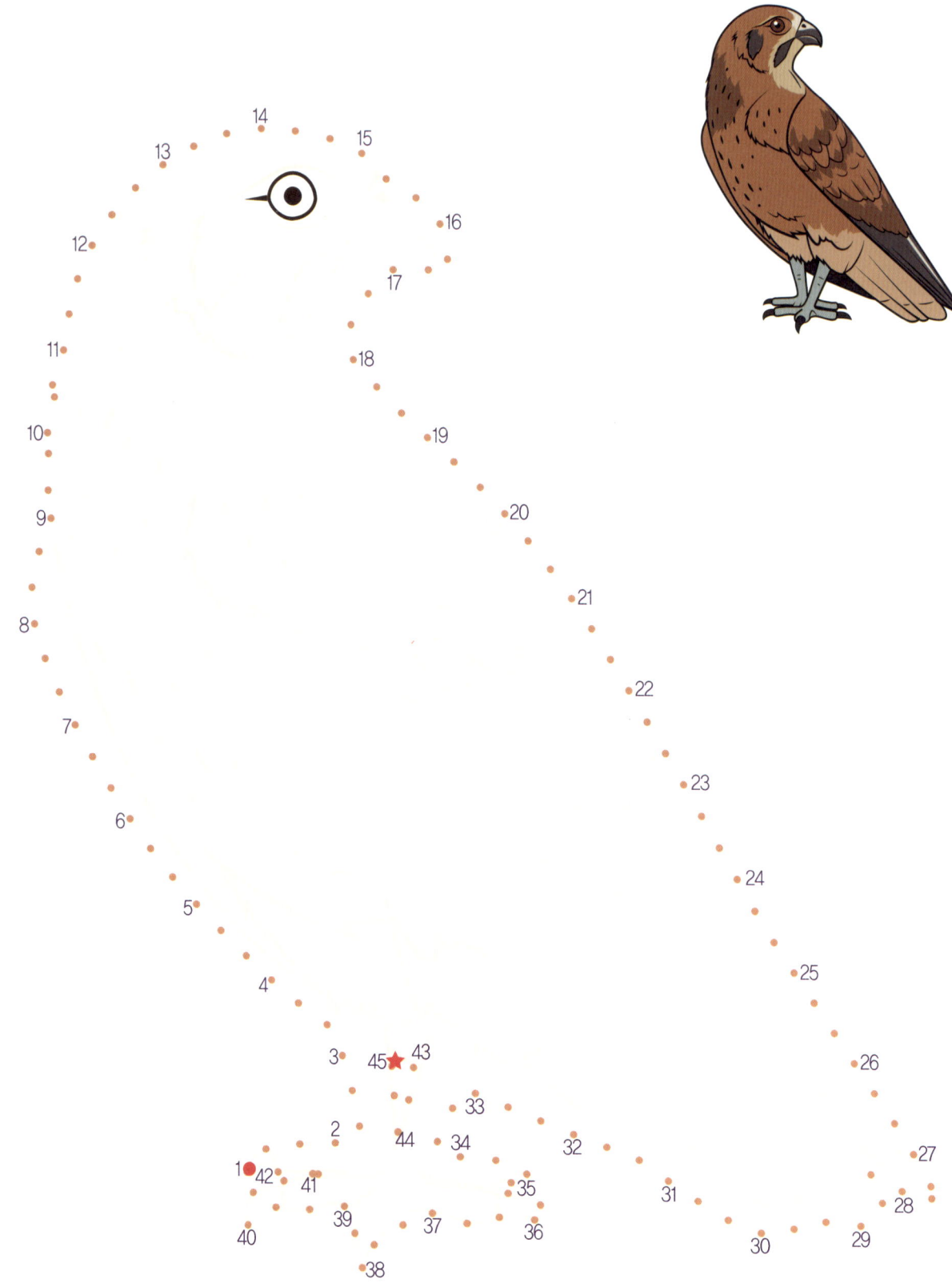

22 점선 잇기
점선을 따라 숫자 1부터 순서대로 선을 이어 보고 예쁘게 색칠해 보세요.

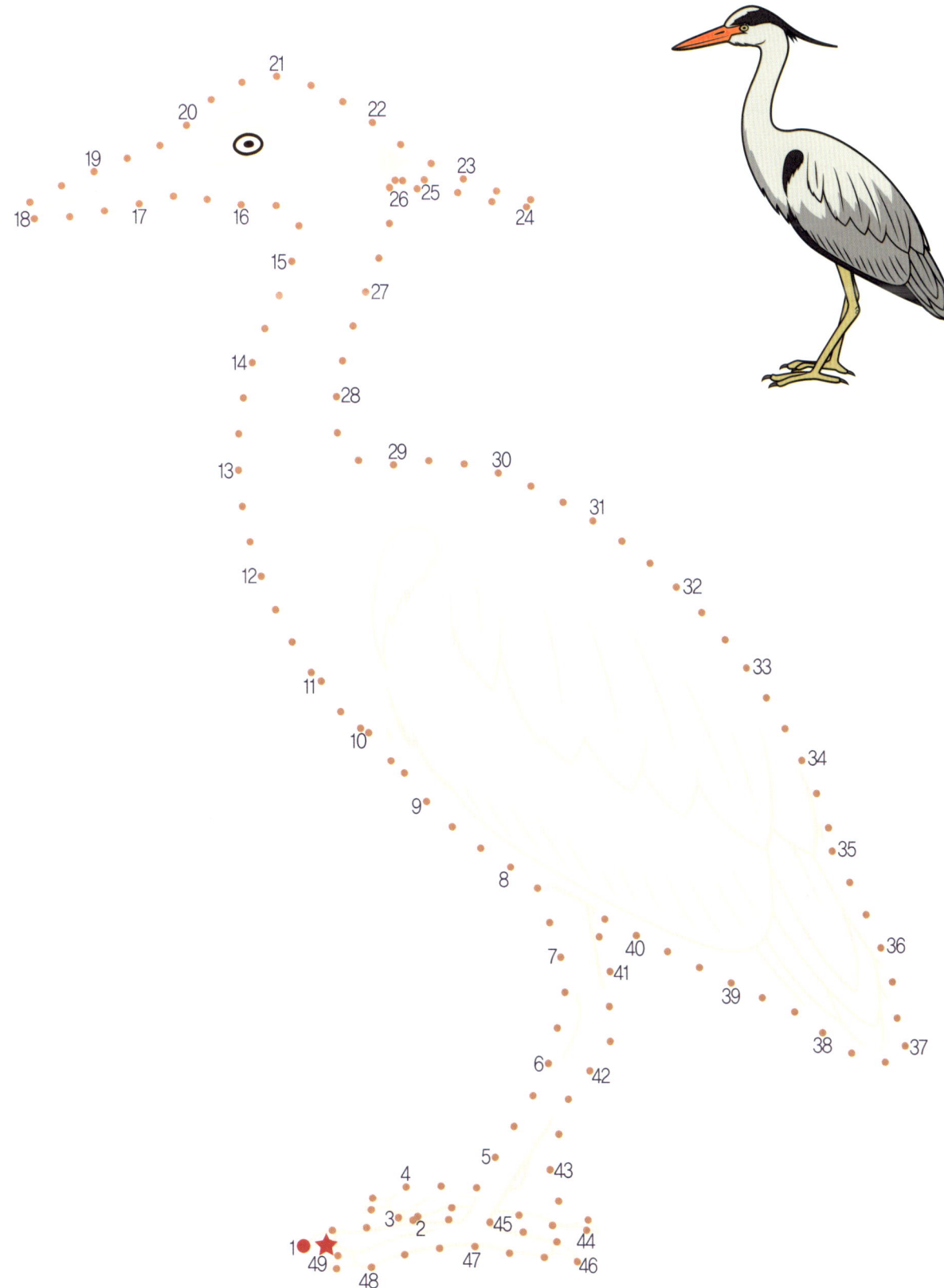

23 점선 잇기
점선을 따라 숫자 1부터 순서대로 선을 이어 보고 예쁘게 색칠해 보세요.

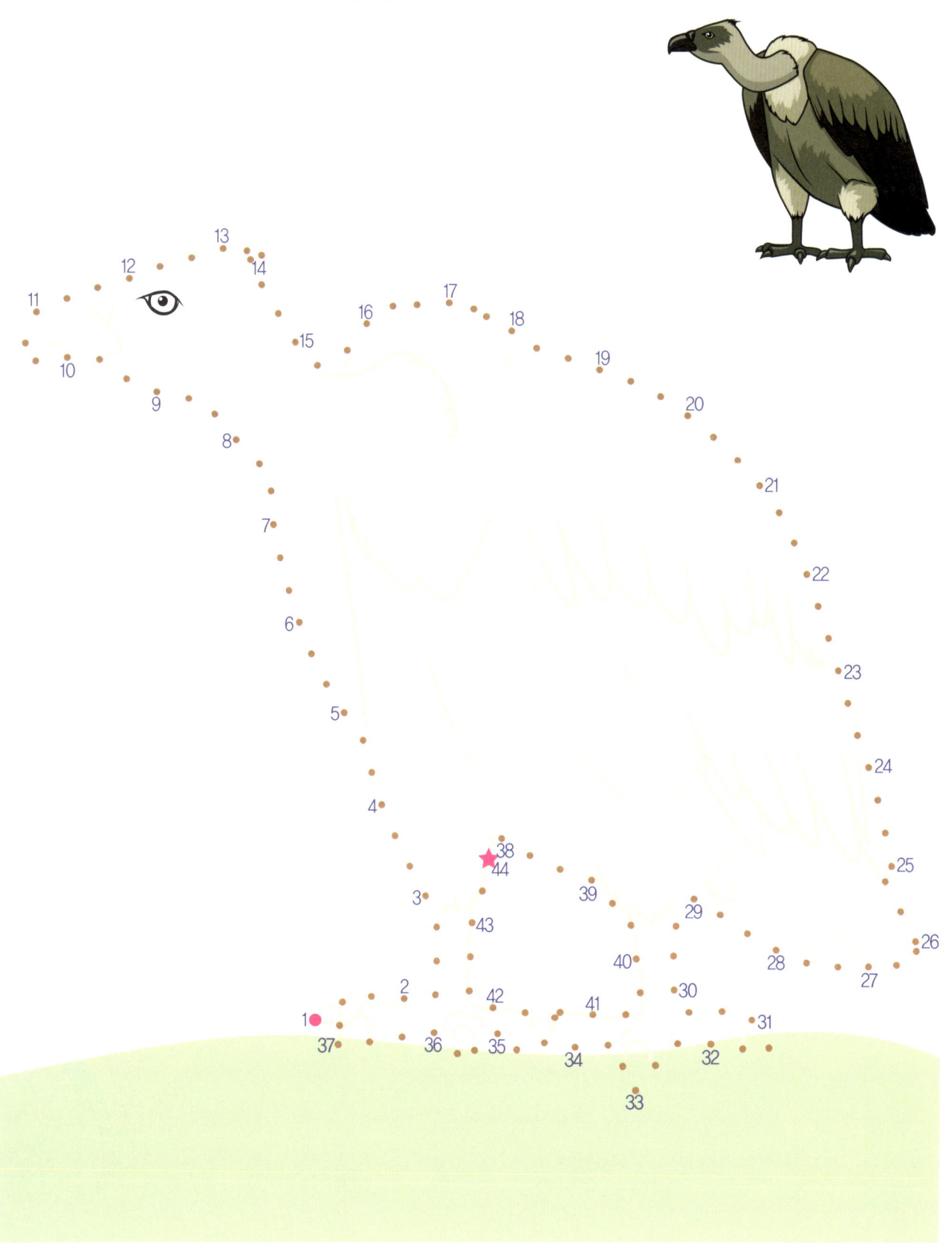

24 점선 잇기 점선을 따라 숫자 1부터 순서대로 선을 이어 보고 예쁘게 색칠해 보세요.

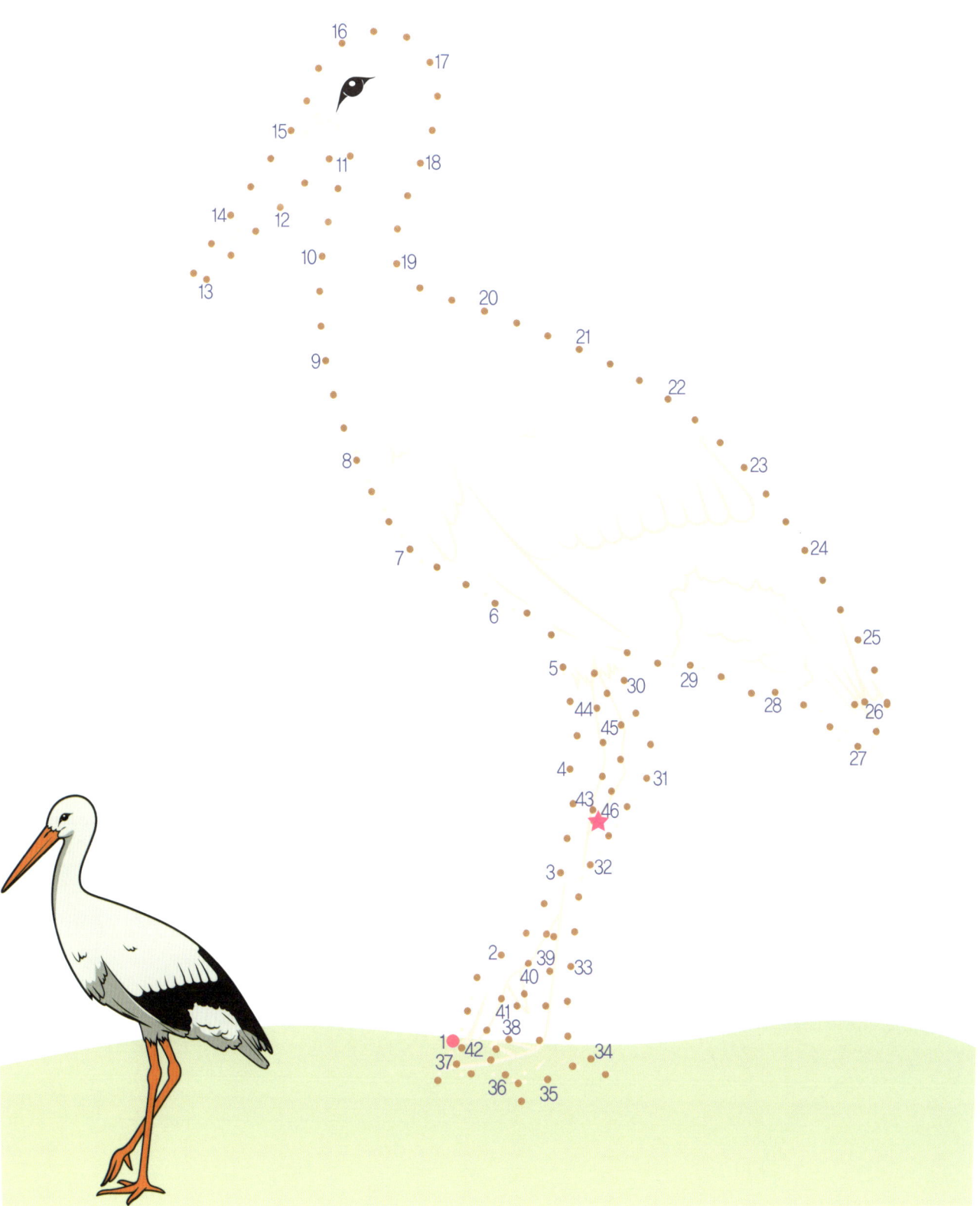

25 점선 잇기 점선을 따라 숫자 1부터 순서대로 선을 이어 보고 예쁘게 색칠해 보세요.

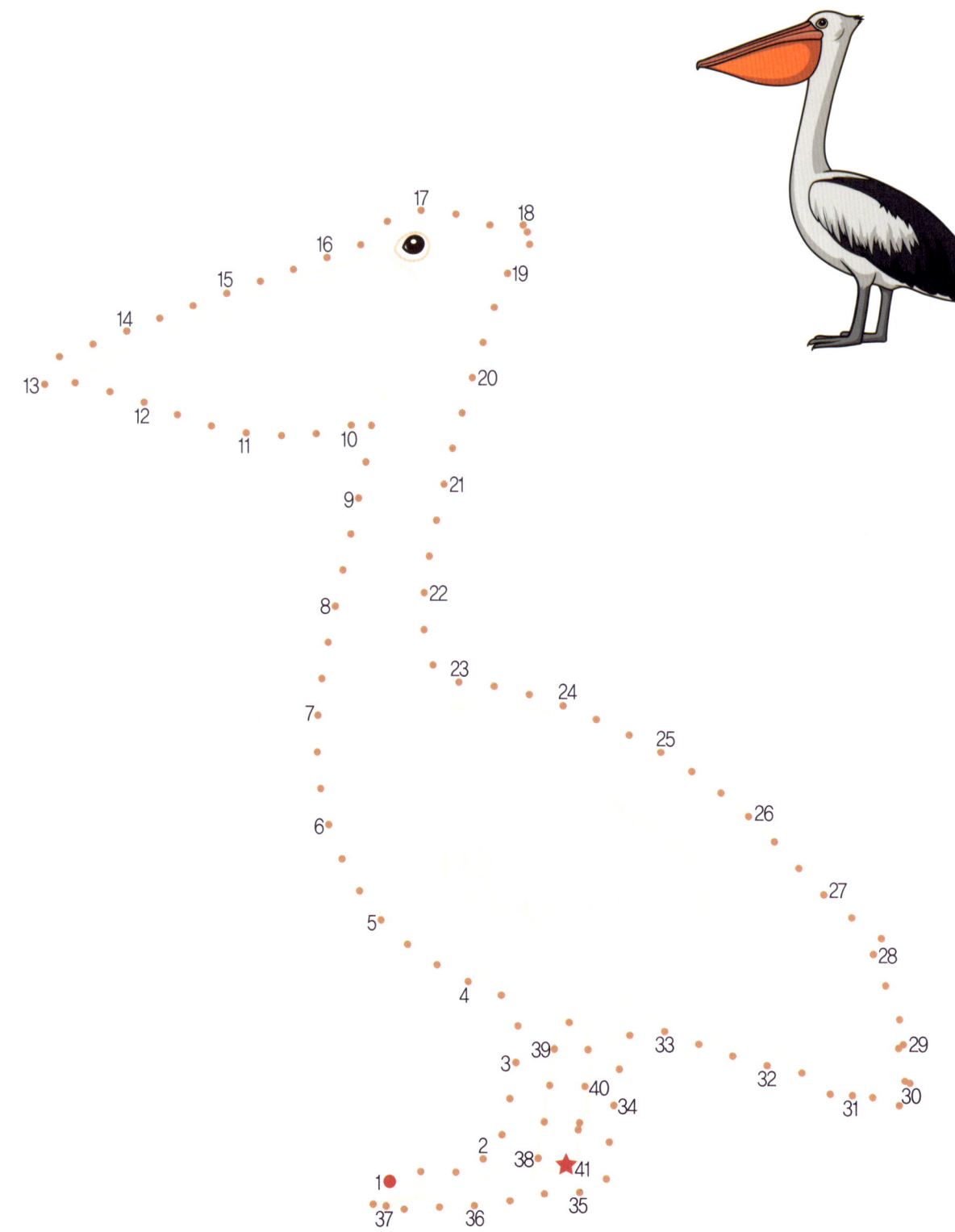

26 점선 잇기

점선을 따라 숫자 1부터 순서대로 선을 이어 보고 예쁘게 색칠해 보세요.

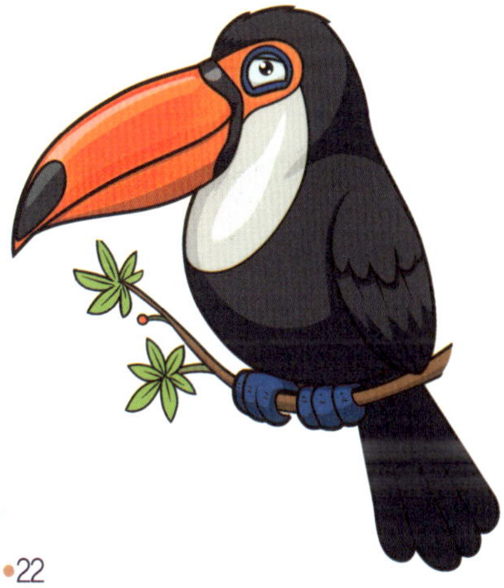

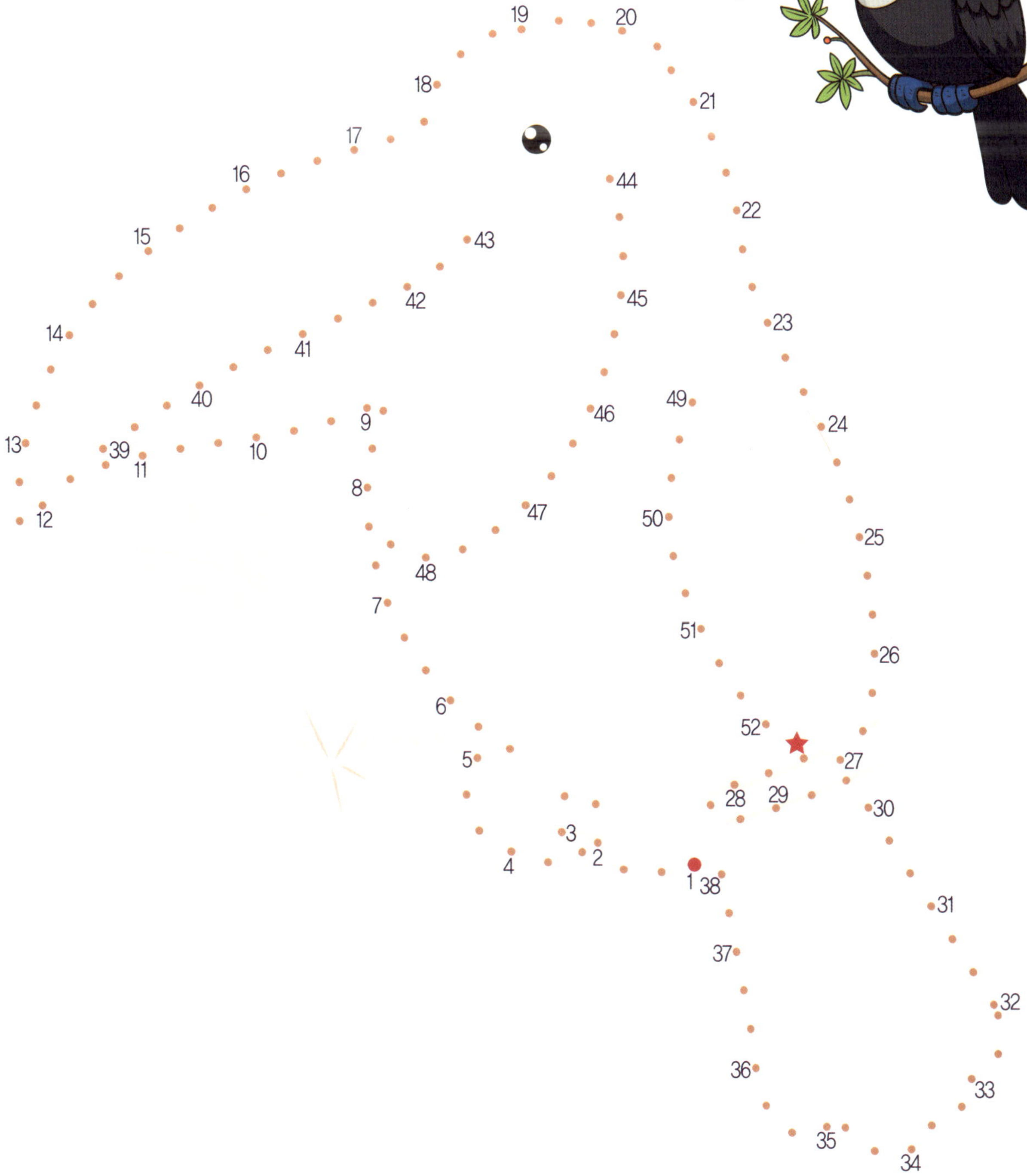

27 점선 잇기
점선을 따라 숫자 1부터 순서대로 선을 이어 보고 예쁘게 색칠해 보세요.

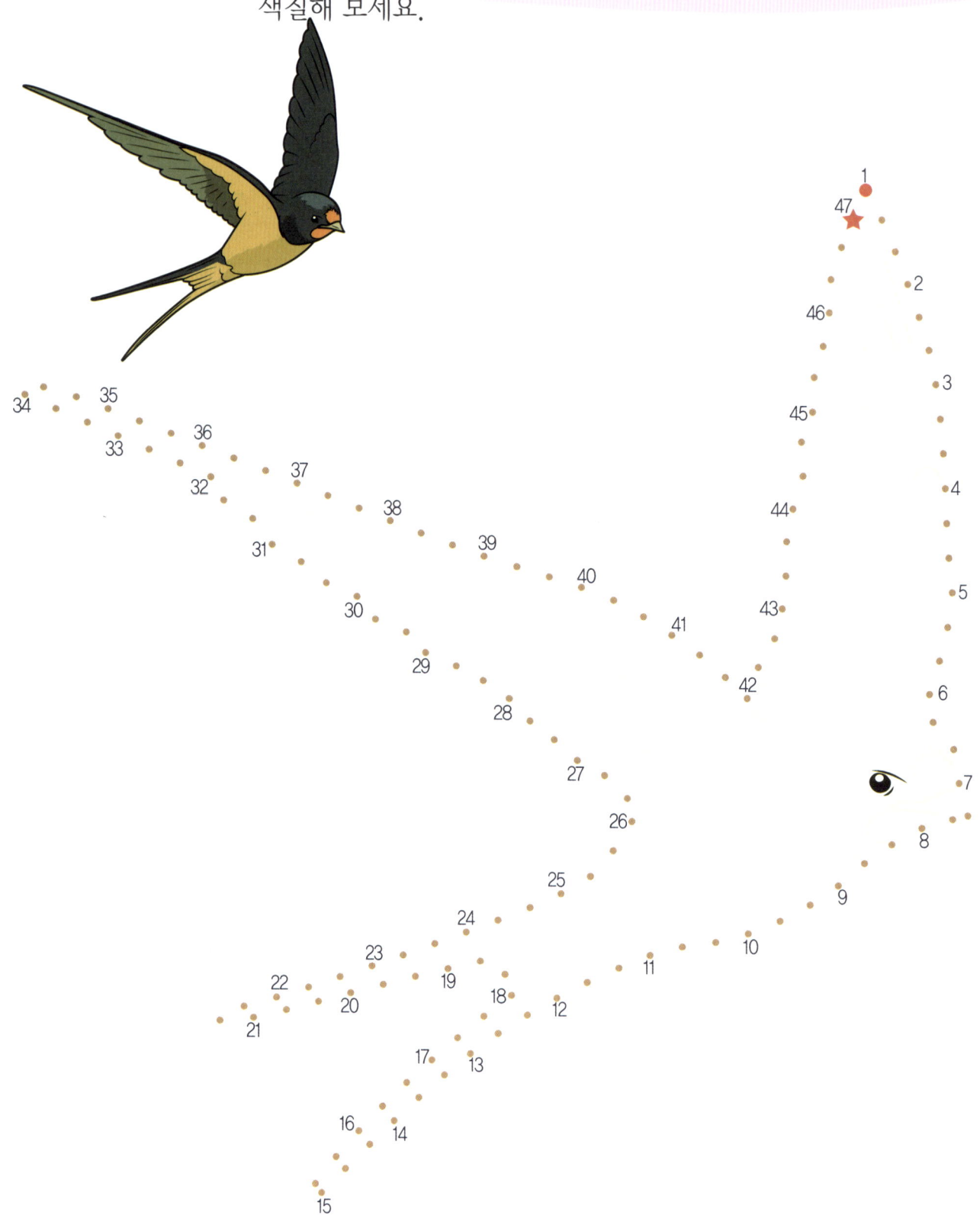

28 점선 잇기

점선을 따라 숫자 1부터 순서대로 선을 이어 보고 예쁘게 색칠해 보세요.

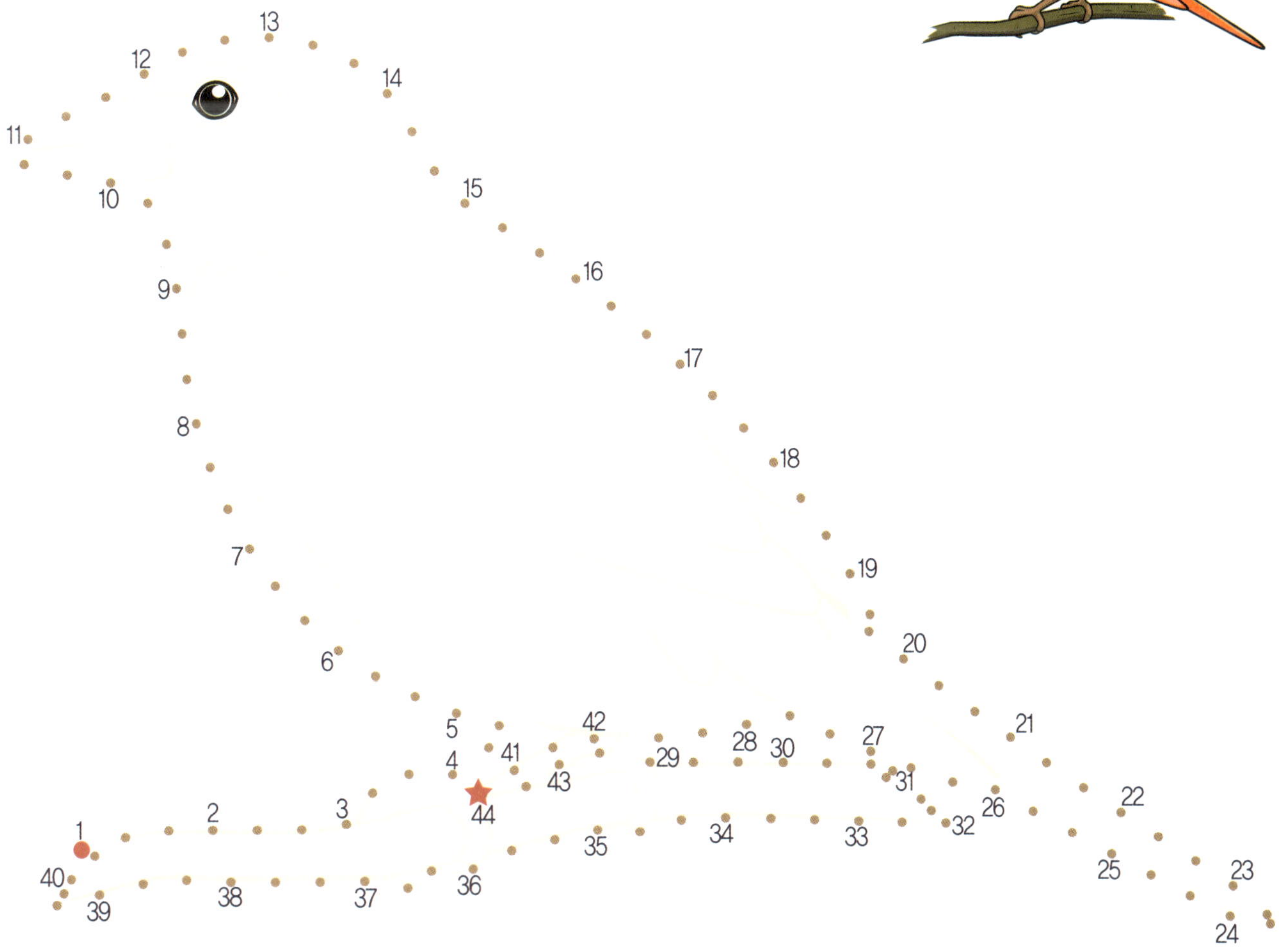

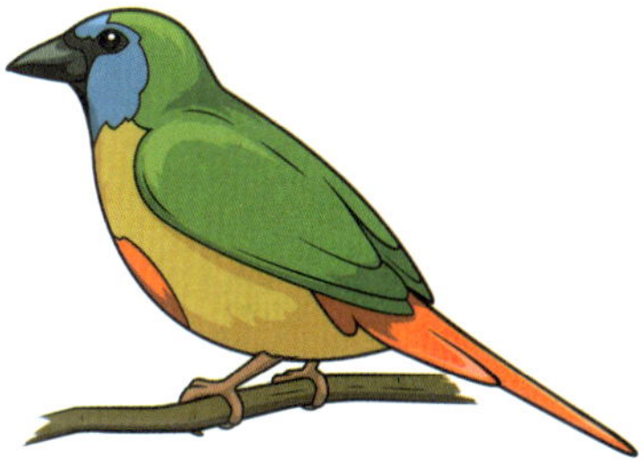

29 점선 잇기
점선을 따라 숫자 1부터 순서대로 선을 이어 보고 예쁘게 색칠해 보세요.

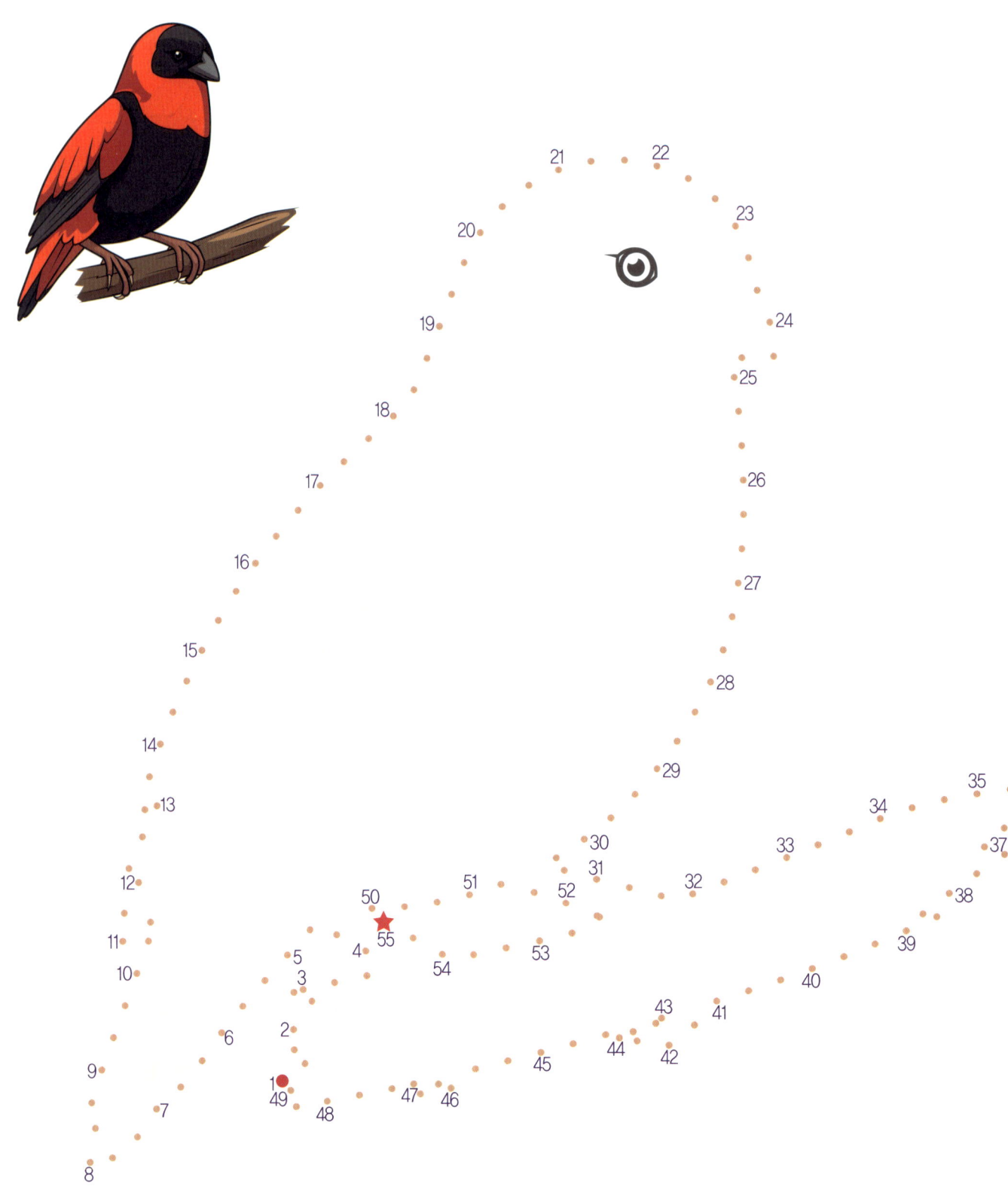

30 점선 잇기 점선을 따라 숫자 1부터 순서대로 선을 이어 보고 예쁘게 색칠해 보세요.

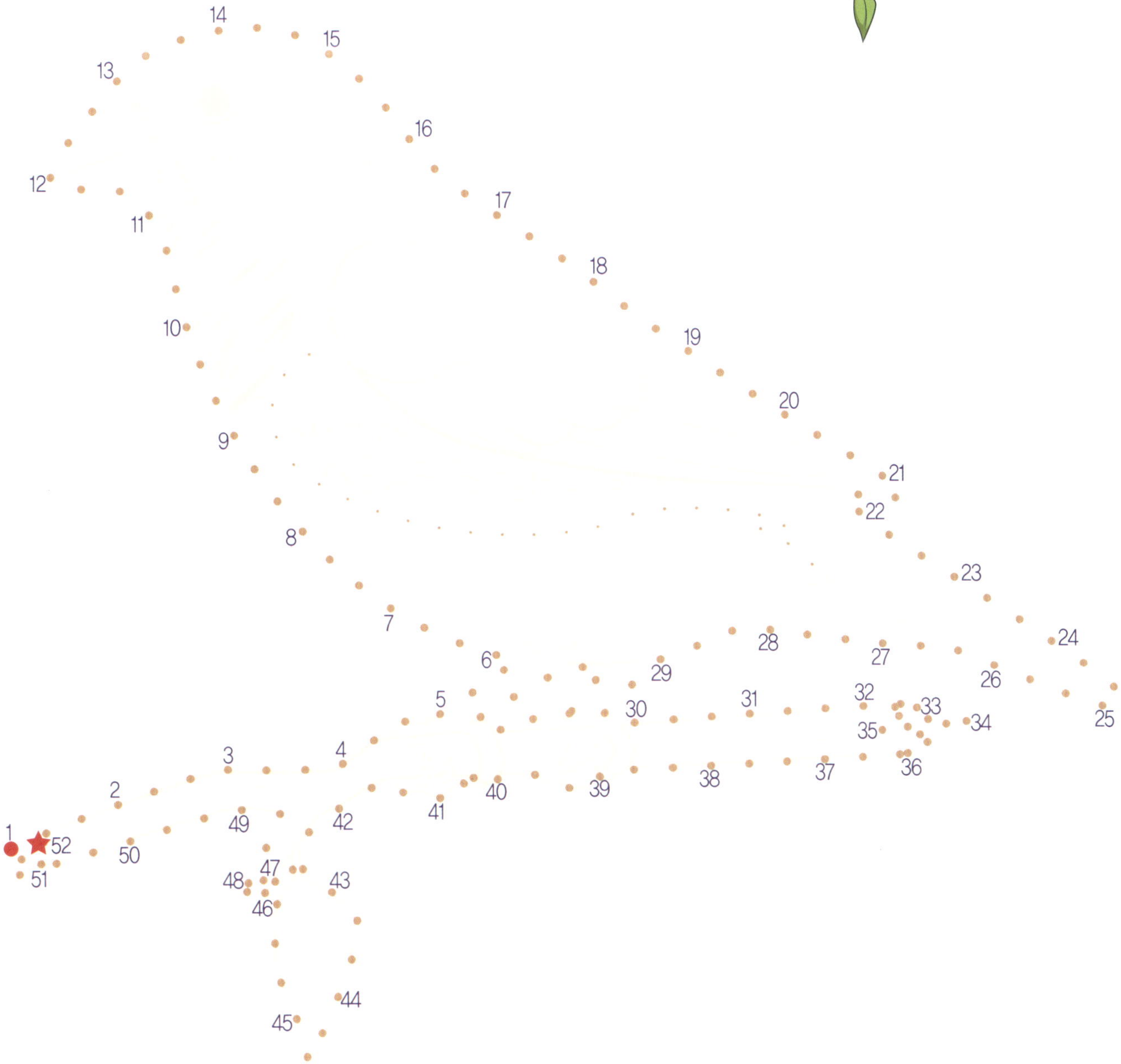

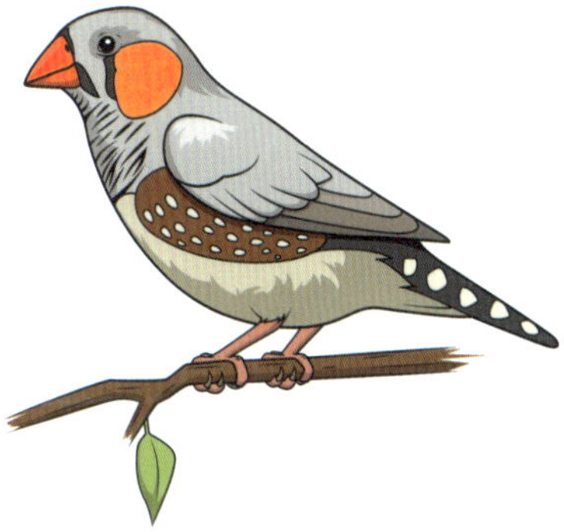

31 점선 잇기
점선을 따라 숫자 1부터 순서대로 선을 이어 보고 예쁘게 색칠해 보세요.

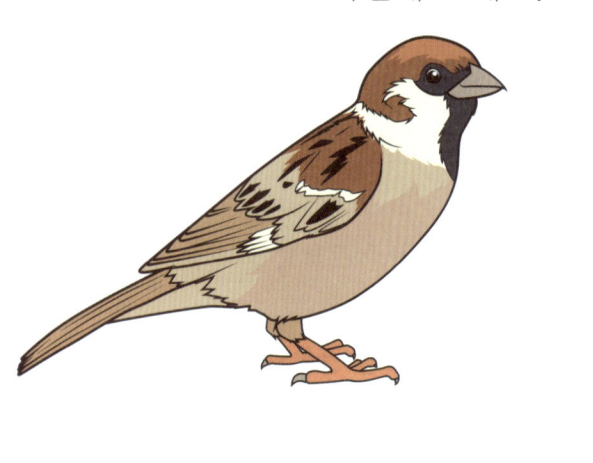

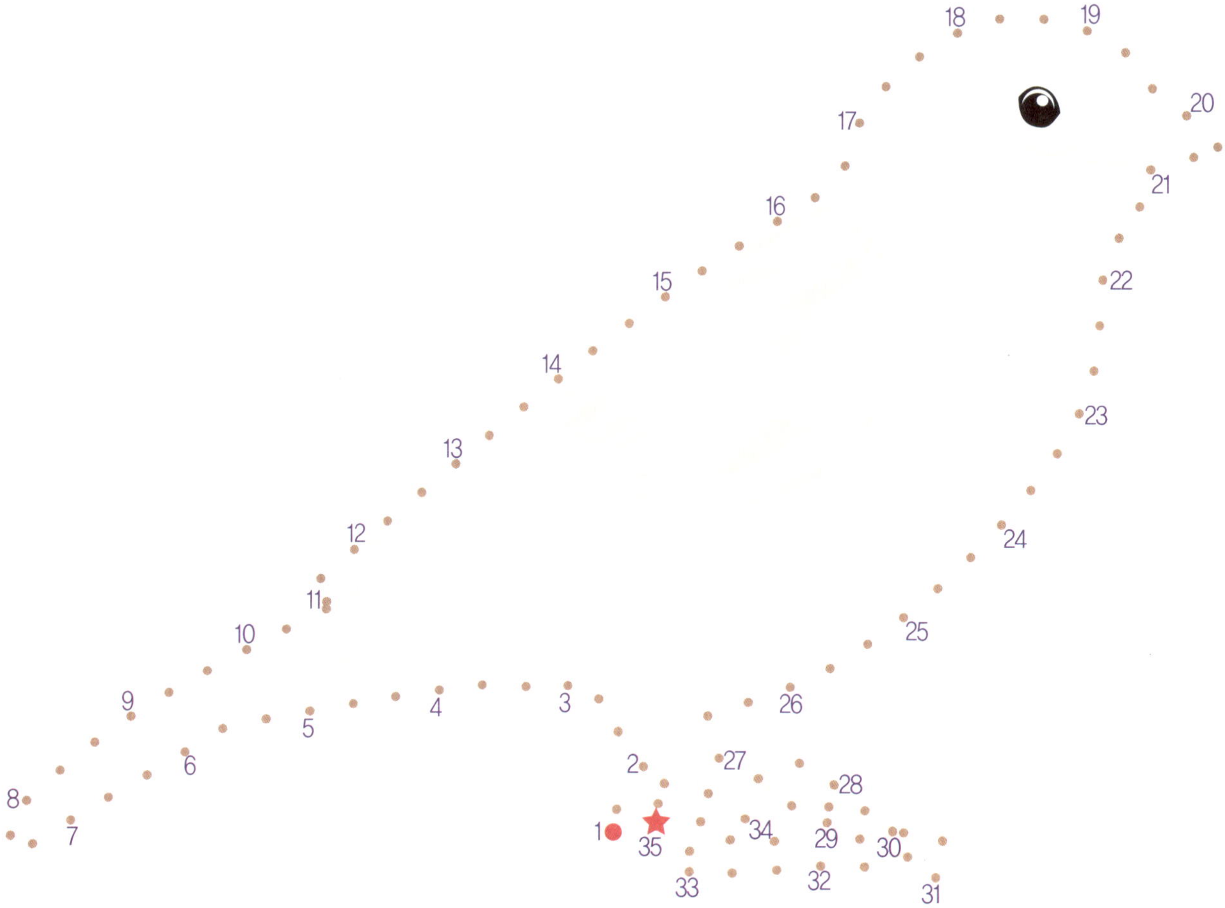

32 점선 잇기
점선을 따라 숫자 1부터 순서대로 선을 이어 보고 예쁘게 색칠해 보세요.

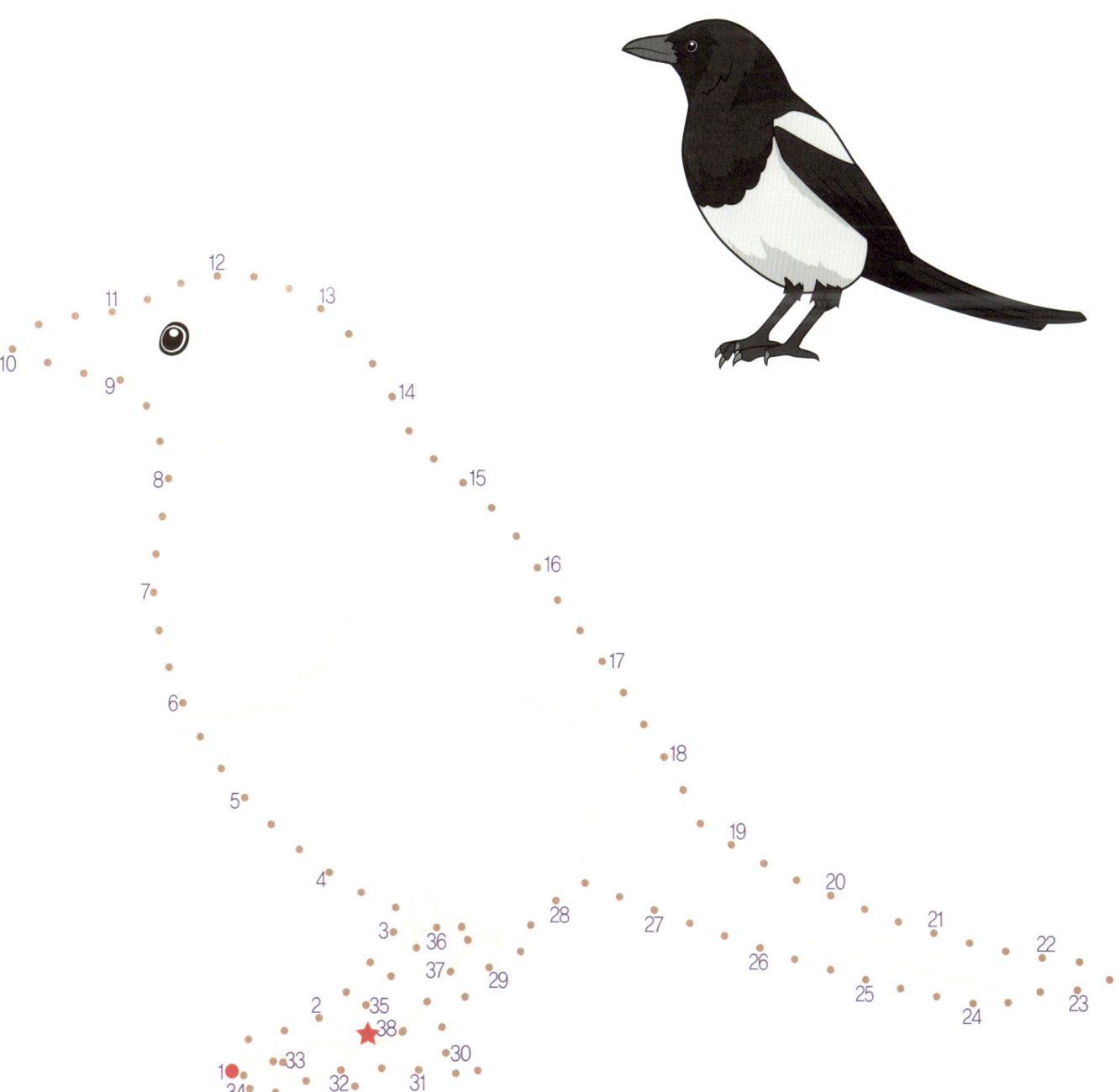

35

33 점선 잇기
점선을 따라 숫자 1부터 순서대로 선을 이어 보고 예쁘게 색칠해 보세요.

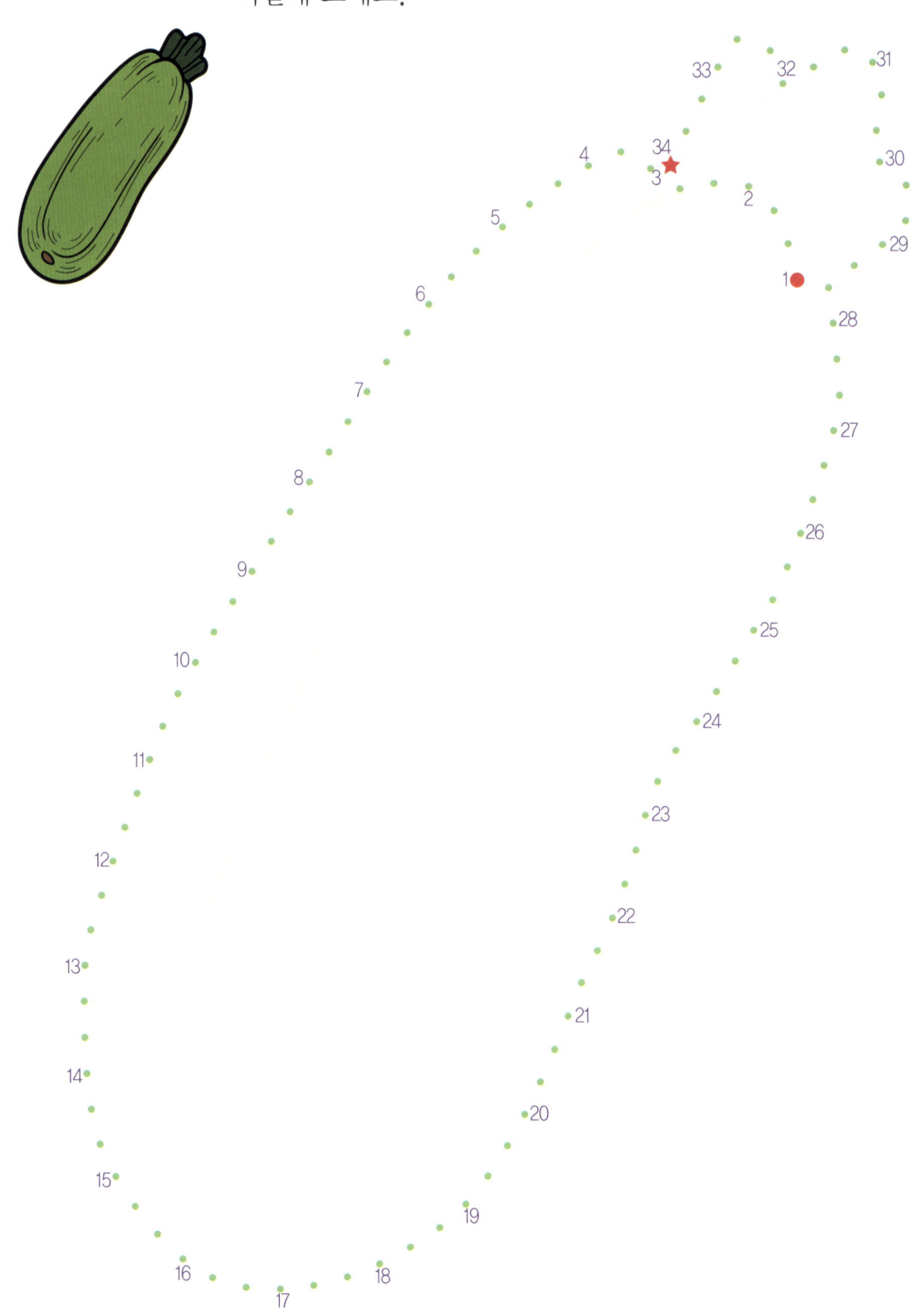

34 점선 잇기
점선을 따라 숫자 1부터 순서대로 선을 이어 보고 예쁘게 색칠해 보세요.

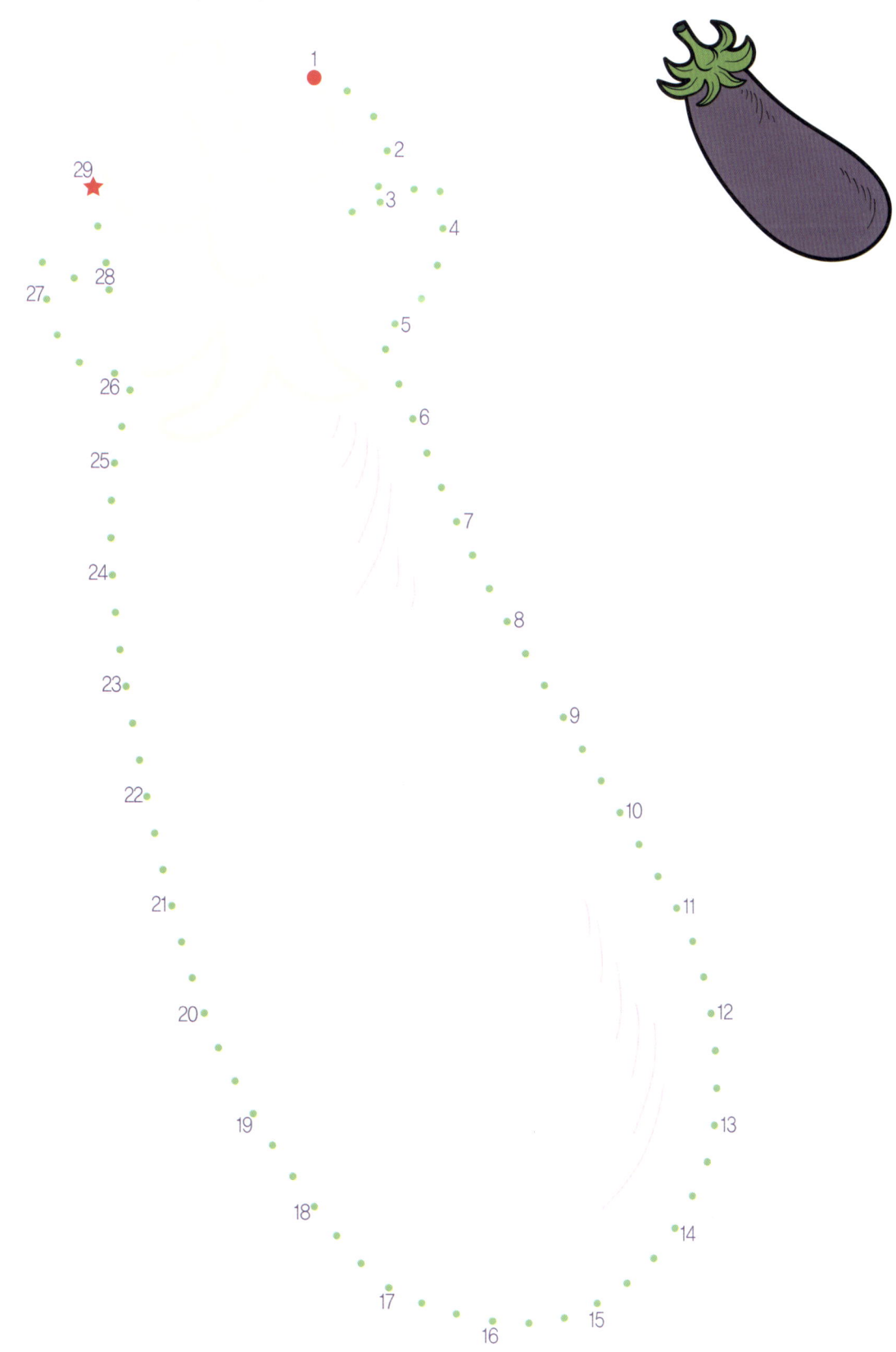

37

35 점선 잇기 점선을 따라 숫자 1부터 순서대로 선을 이어 보고 예쁘게 색칠해 보세요.

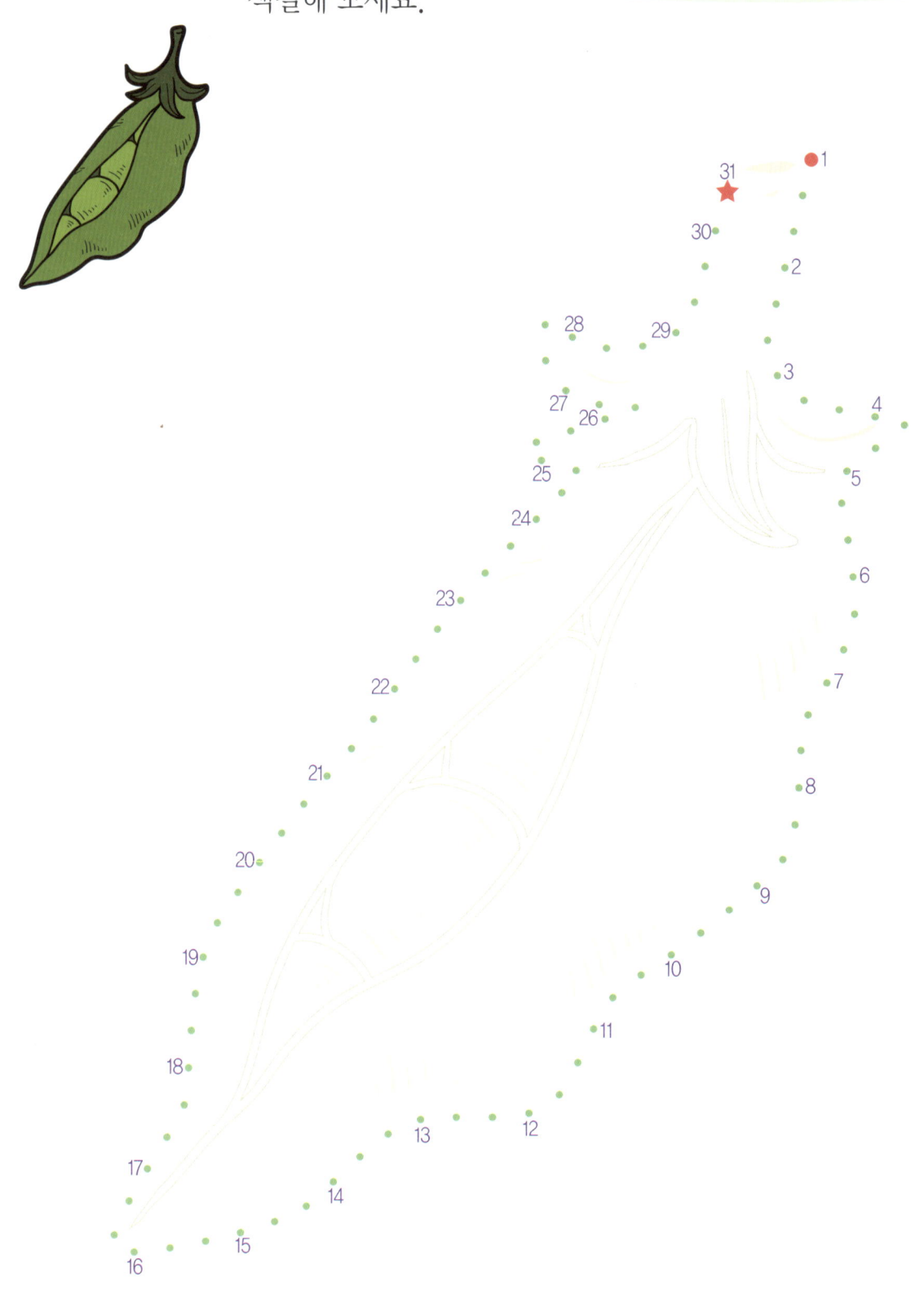

36 점선 잇기 점선을 따라 숫자 1부터 순서대로 선을 이어 보고 예쁘게 색칠해 보세요.

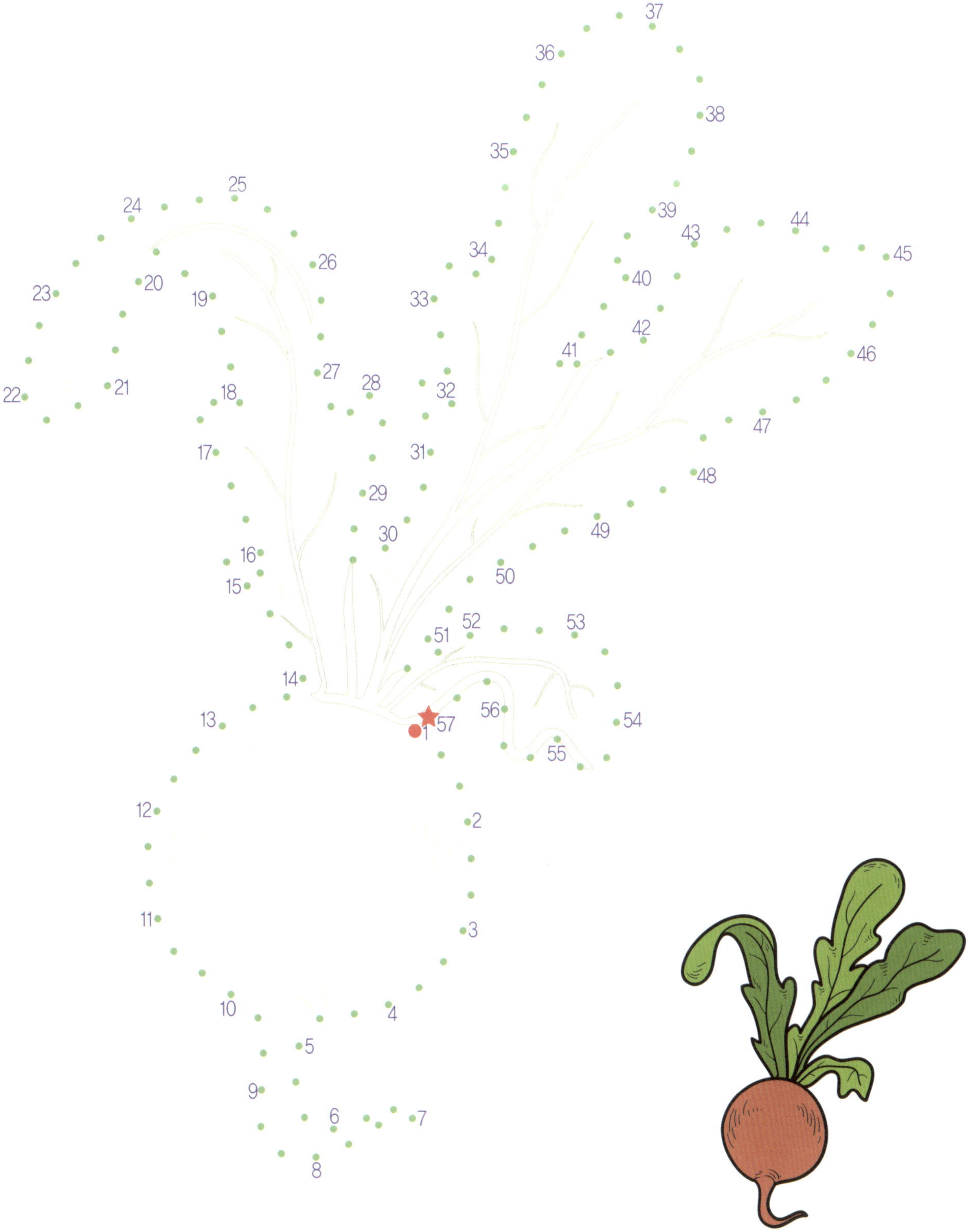

37 점선 잇기
점선을 따라 숫자 1부터 순서대로 선을 이어 보고 예쁘게 색칠해 보세요.

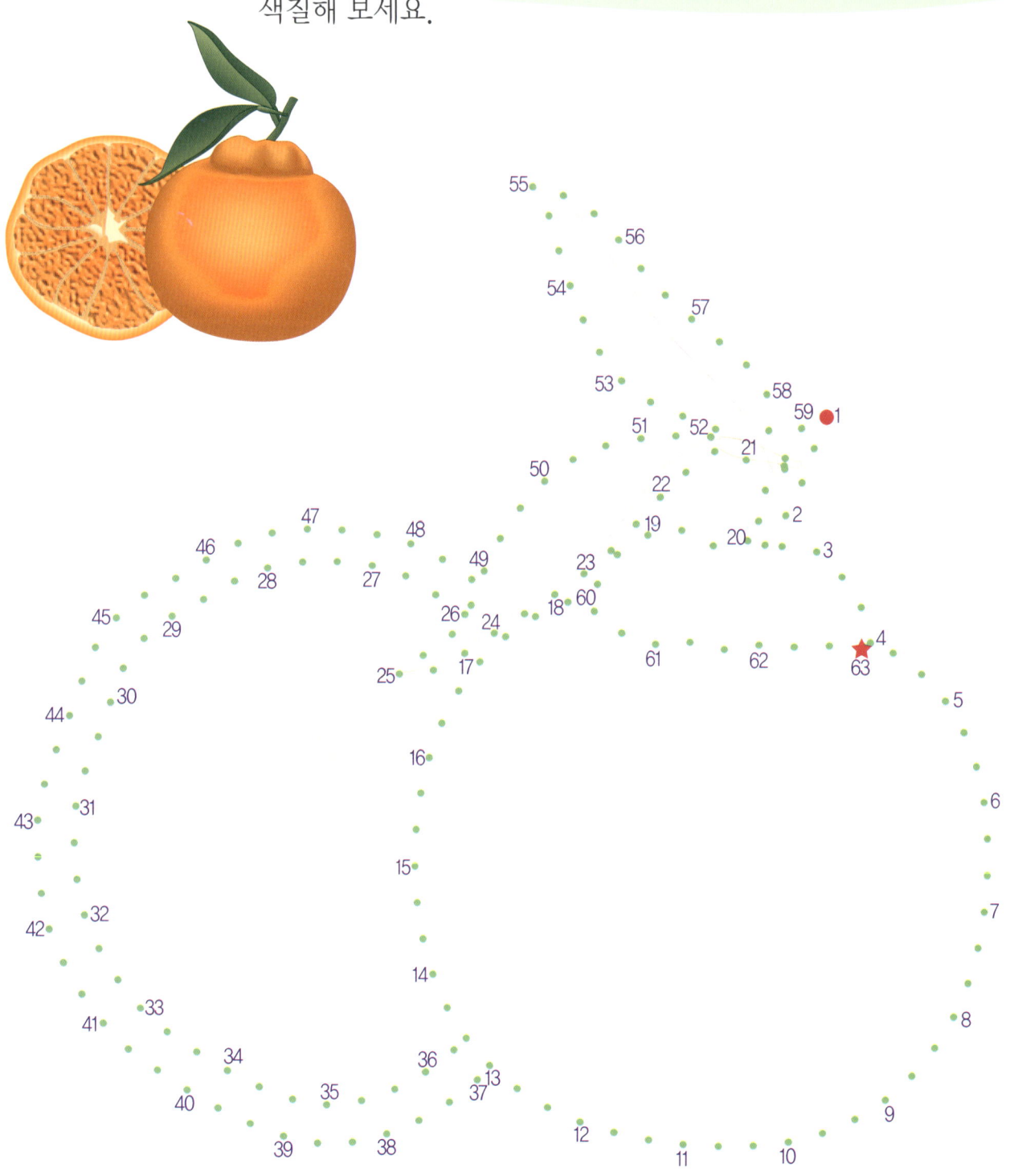

38 점선 잇기 점선을 따라 숫자 1부터 순서대로 선을 이어 보고 예쁘게 색칠해 보세요.

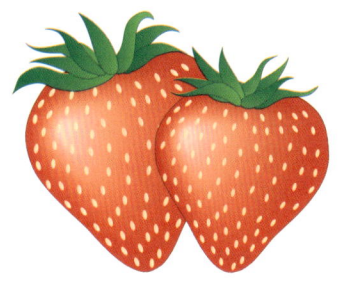

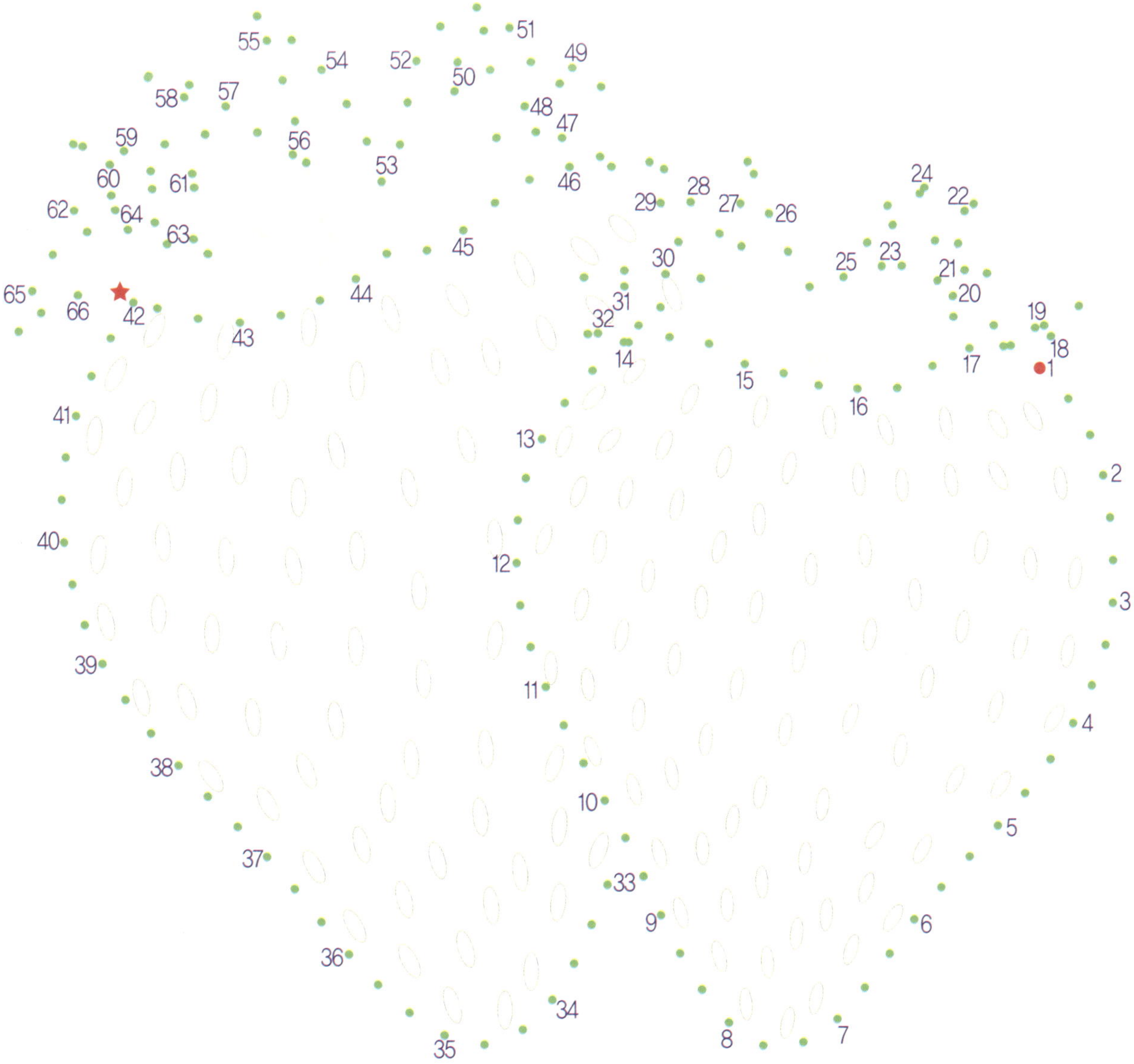

39 점선 잇기
점선을 따라 숫자 1부터 순서대로 선을 이어 보고 예쁘게 색칠해 보세요.

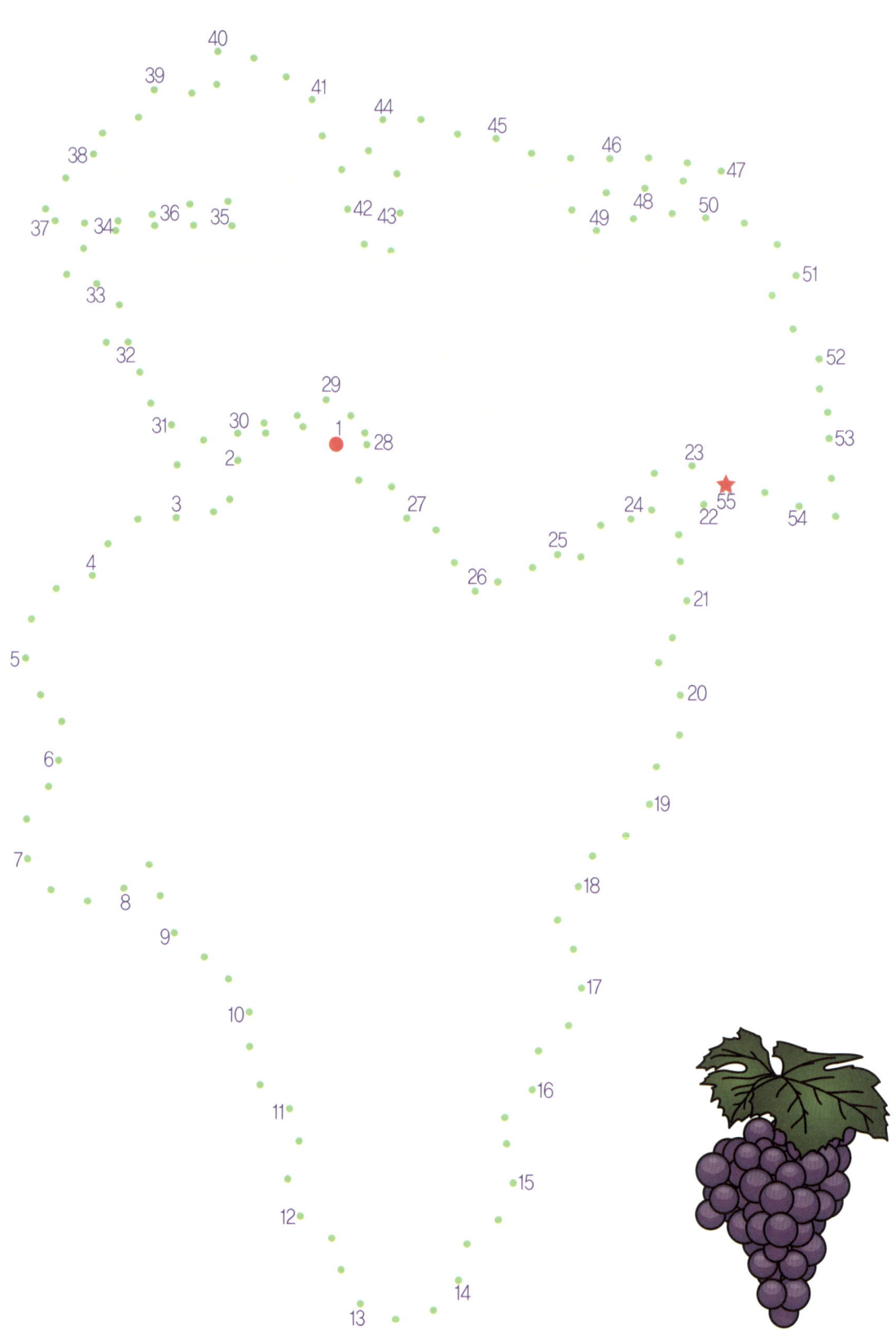

40 점선 잇기
점선을 따라 숫자 1부터 순서대로 선을 이어 보고 예쁘게 색칠해 보세요.

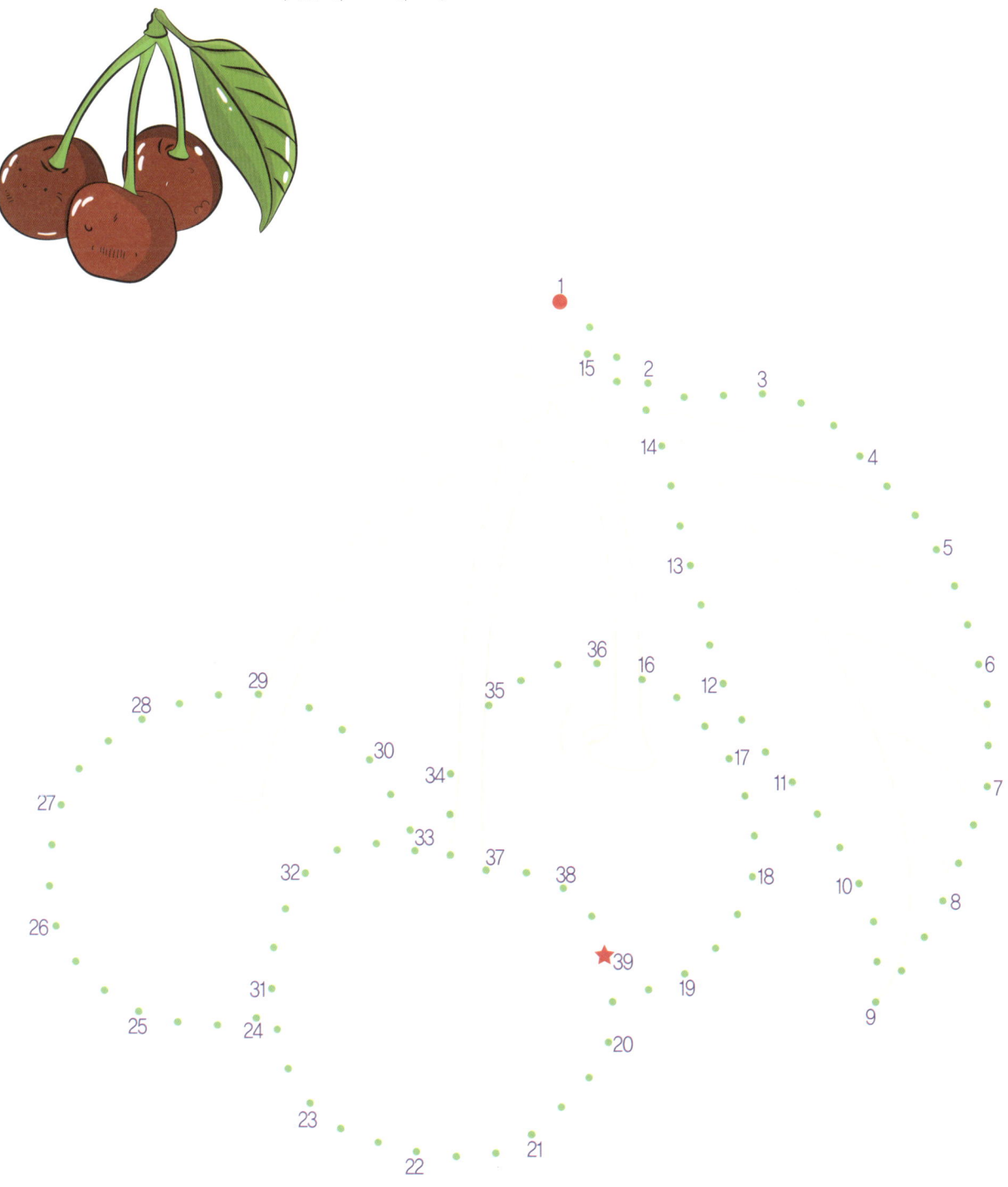

41 점선 잇기
점선을 따라 숫자 1부터 순서대로 선을 이어 보고 예쁘게 색칠해 보세요.

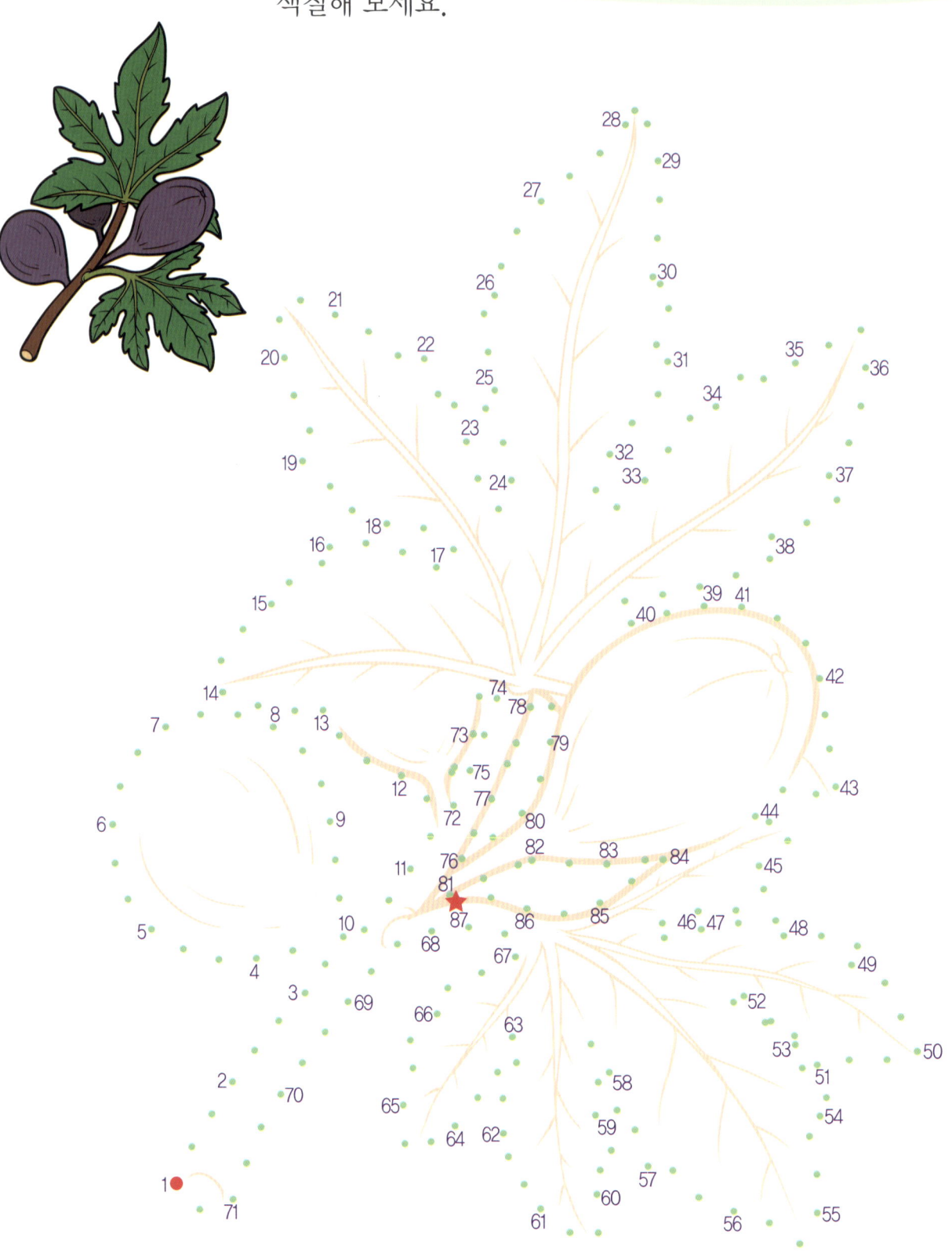

42 점선 잇기

점선을 따라 숫자 1부터 순서대로 선을 이어 보고 예쁘게 색칠해 보세요.

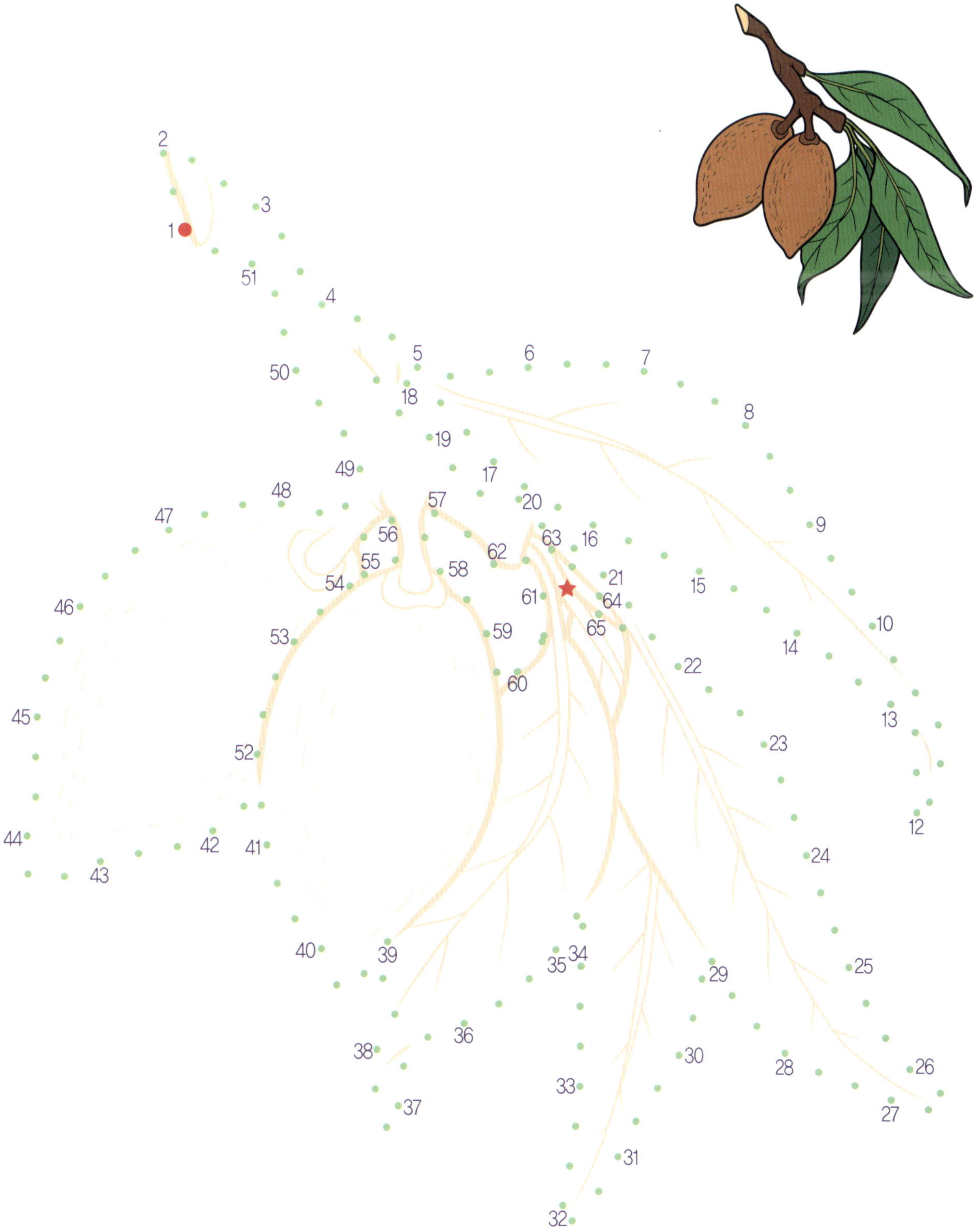

43 점선 잇기

점선을 따라 숫자 1부터 순서대로 선을 이어 보고 예쁘게 색칠해 보세요.

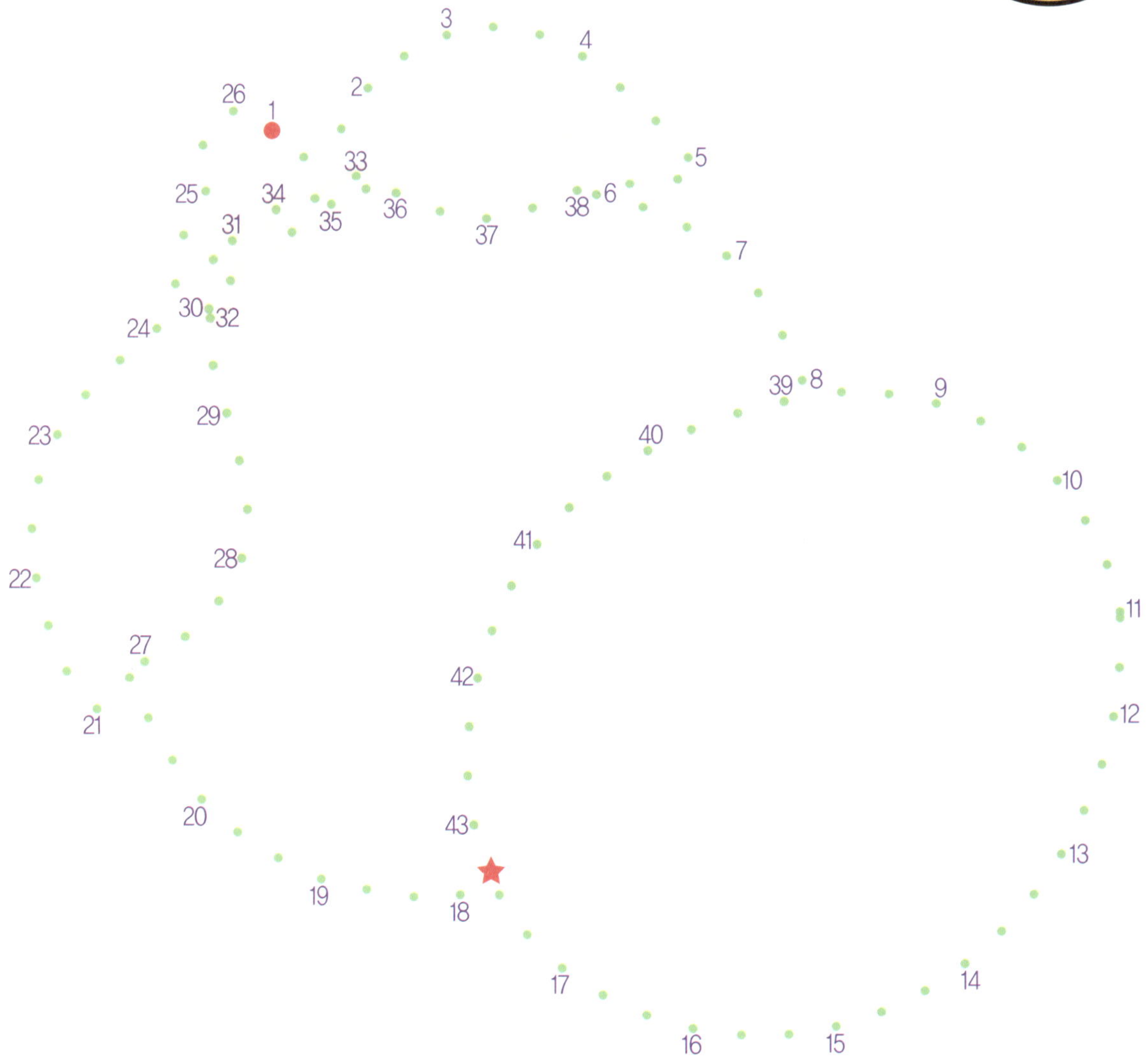

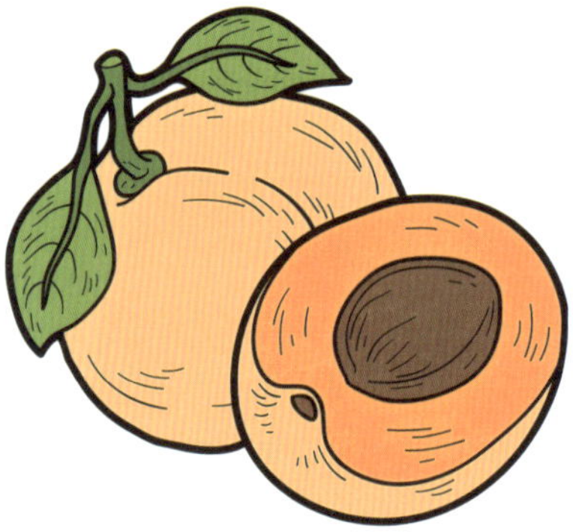

44 점선 잇기

점선을 따라 숫자 1부터 순서대로 선을 이어 보고 예쁘게 색칠해 보세요.

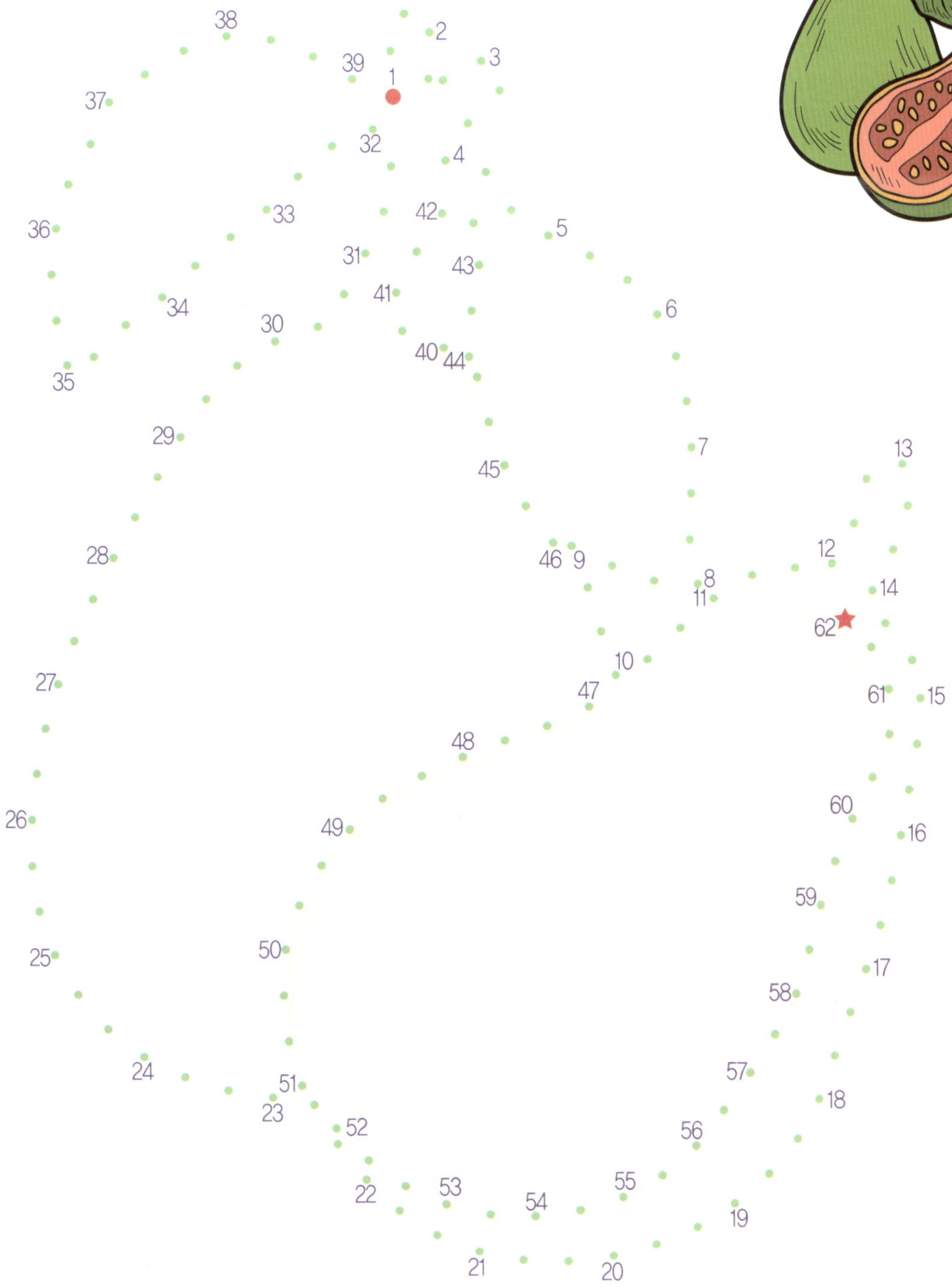

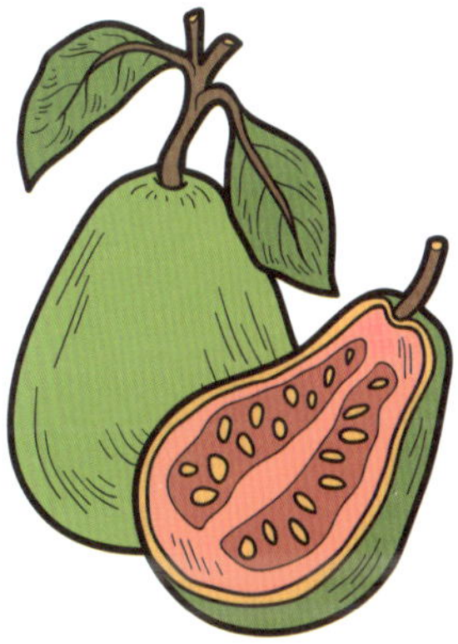

45 점선 잇기
점선을 따라 숫자 1부터 순서대로 선을 이어 보고 예쁘게 색칠해 보세요.

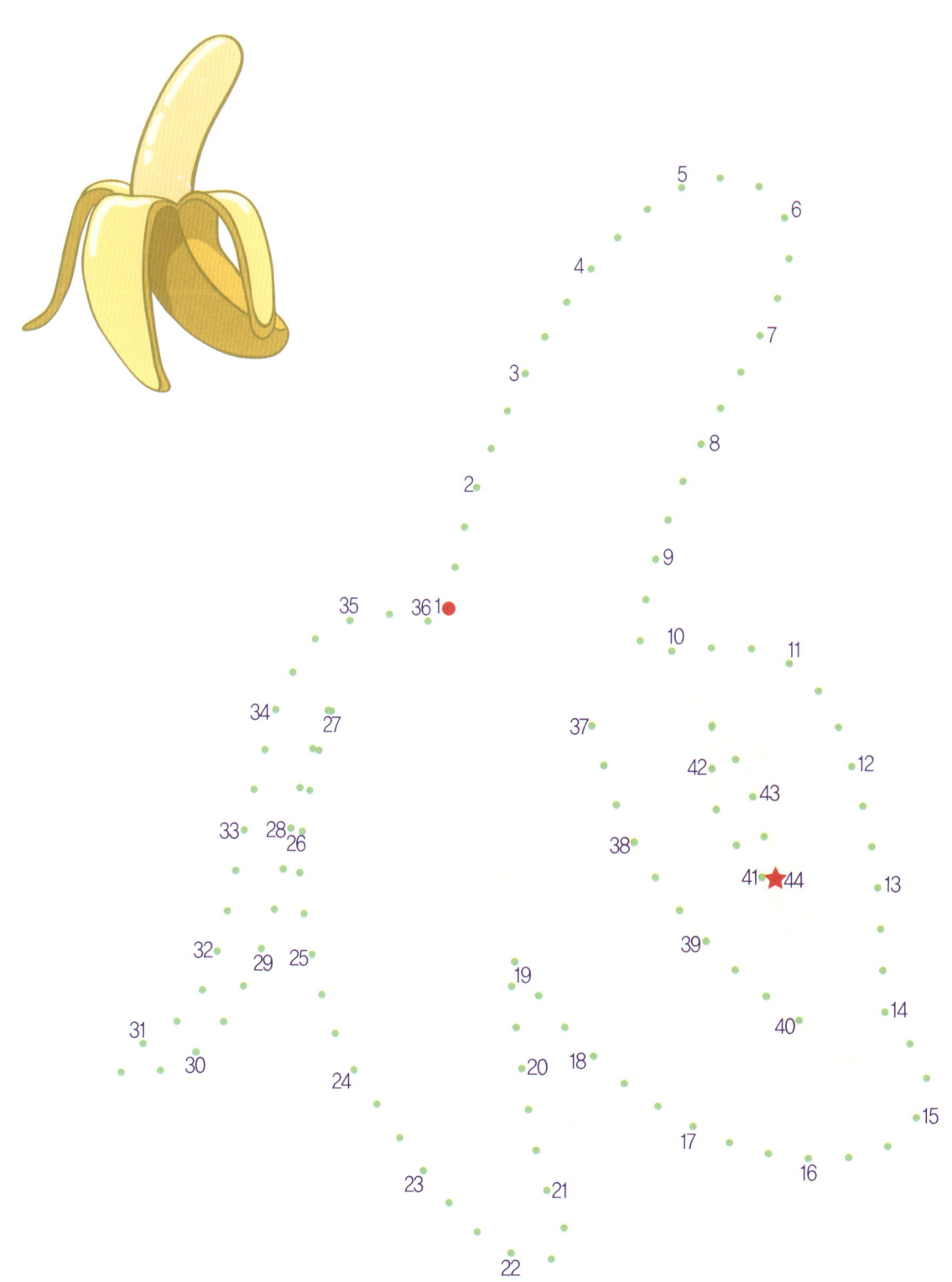

46 점선 잇기
점선을 따라 숫자 1부터 순서대로 선을 이어 보고 예쁘게 색칠해 보세요.

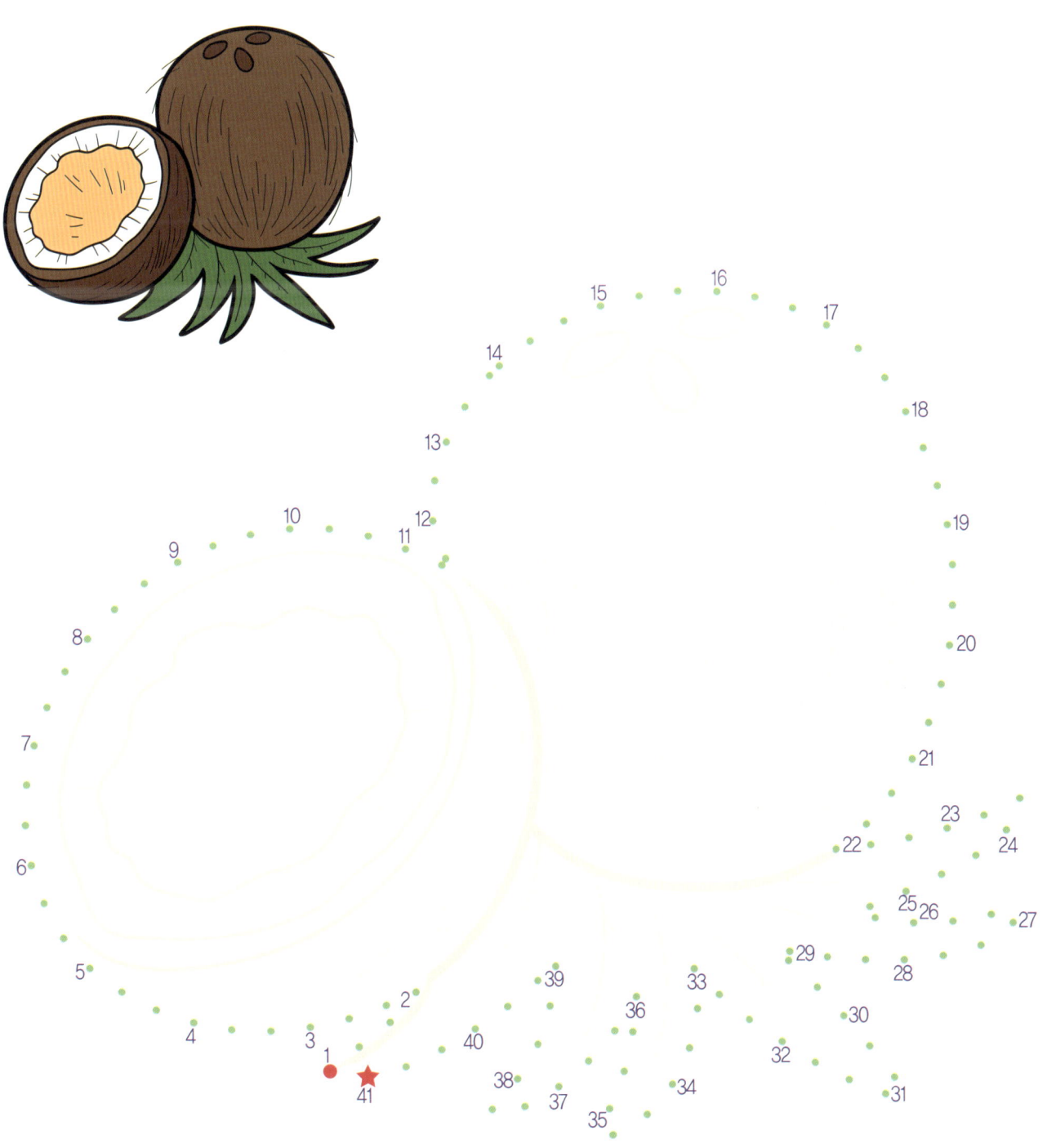

49

47 점선 잇기

점선을 따라 숫자 1부터 순서대로 선을 이어 보고 예쁘게 색칠해 보세요.

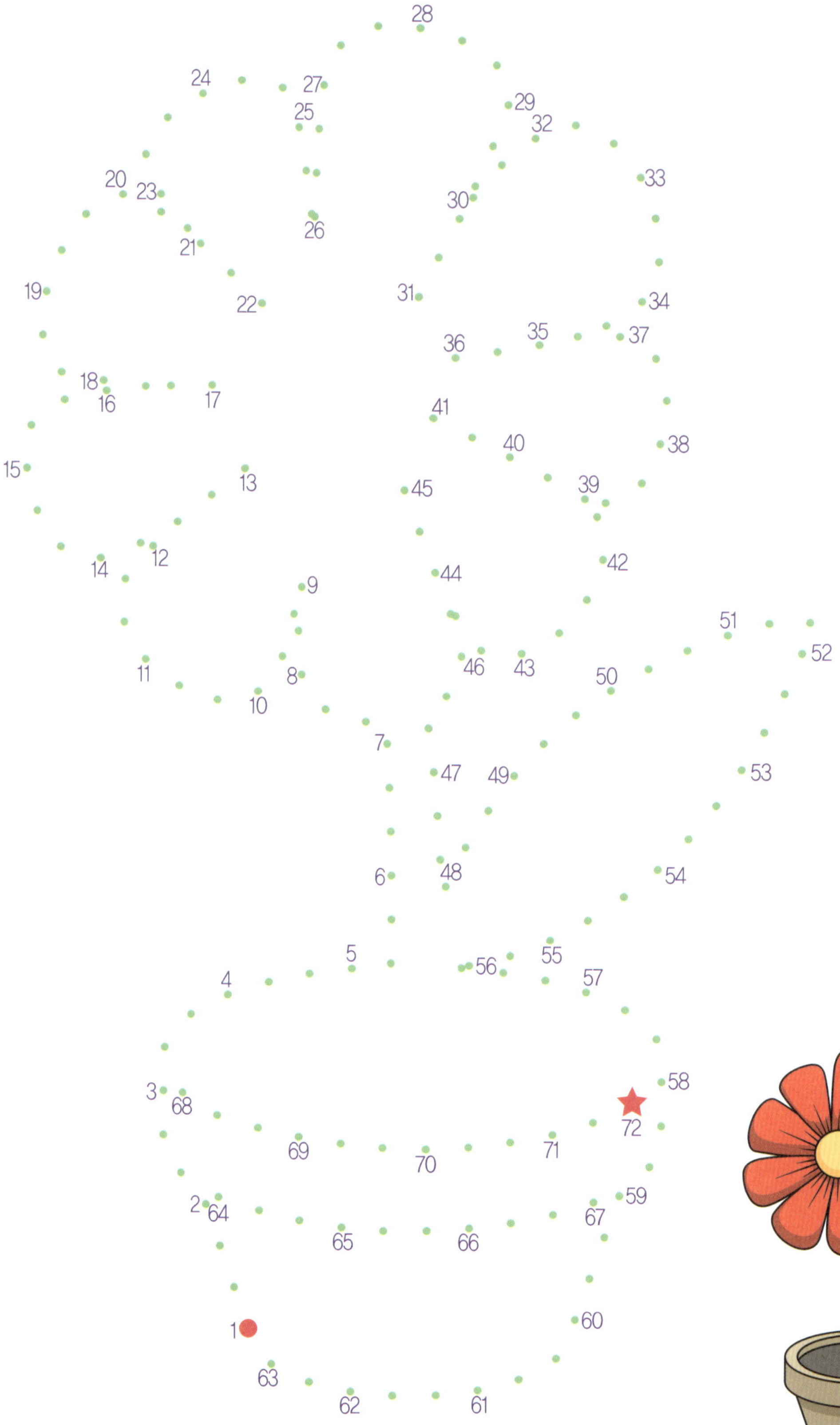

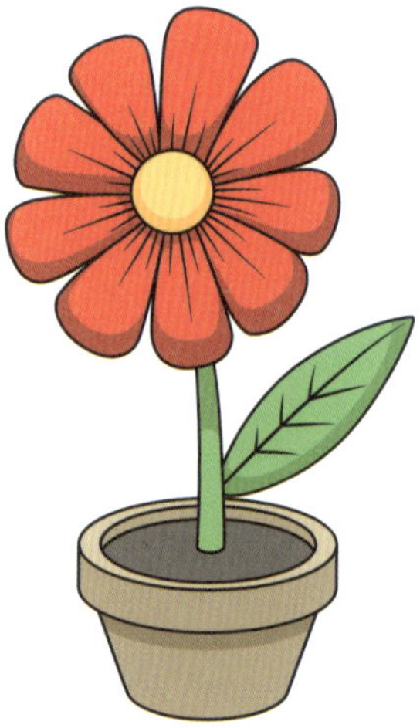

48 점선 잇기

점선을 따라 숫자 1부터 순서대로 선을 이어 보고 예쁘게 색칠해 보세요.

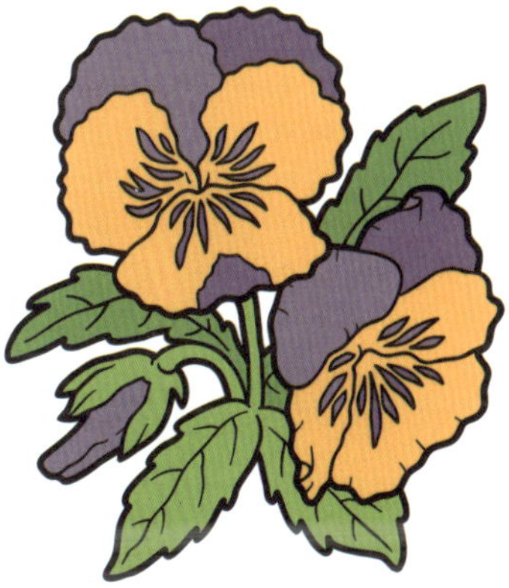

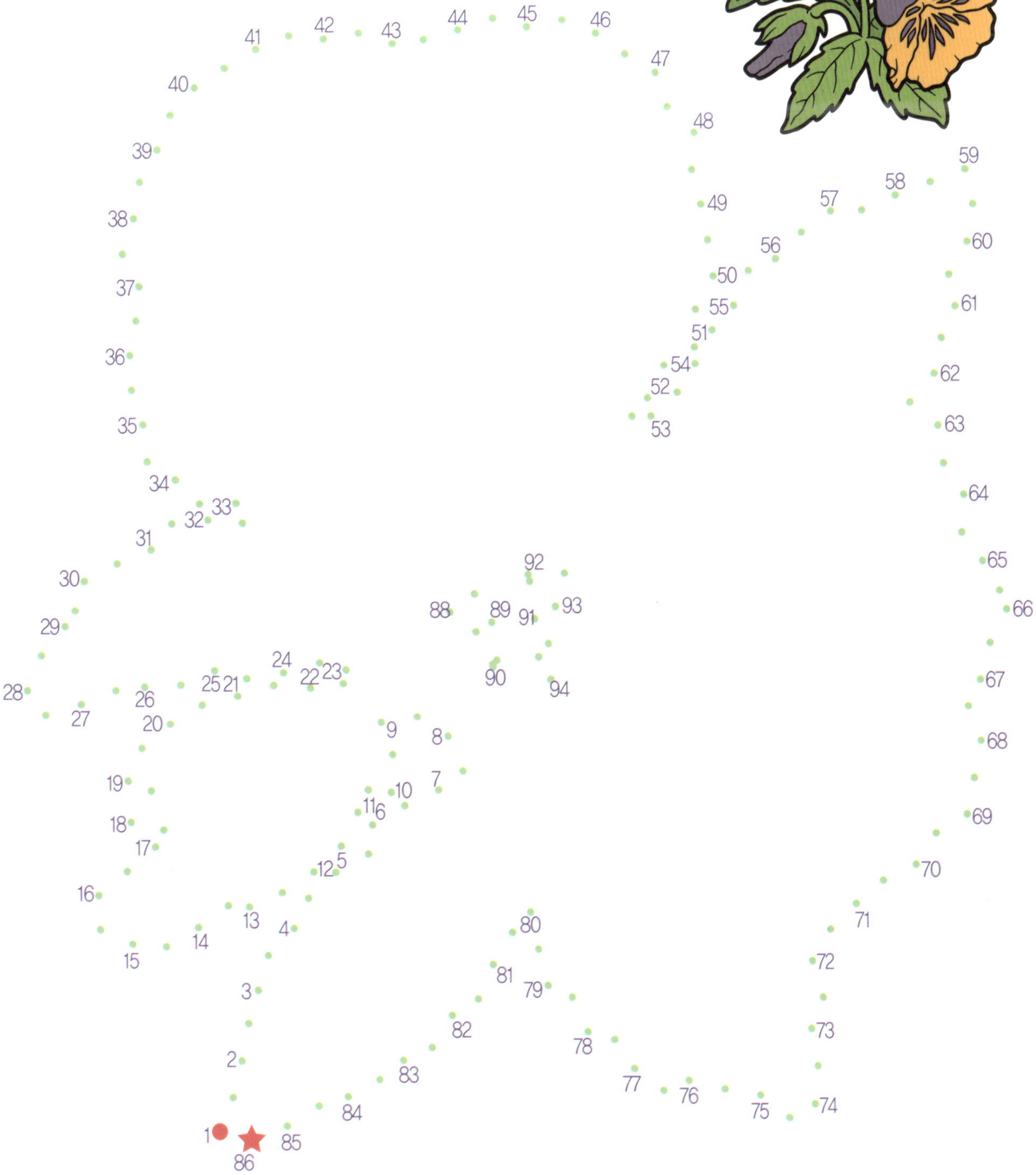

49 점선 잇기
점선을 따라 숫자 1부터 순서대로 선을 이어 보고 예쁘게 색칠해 보세요.

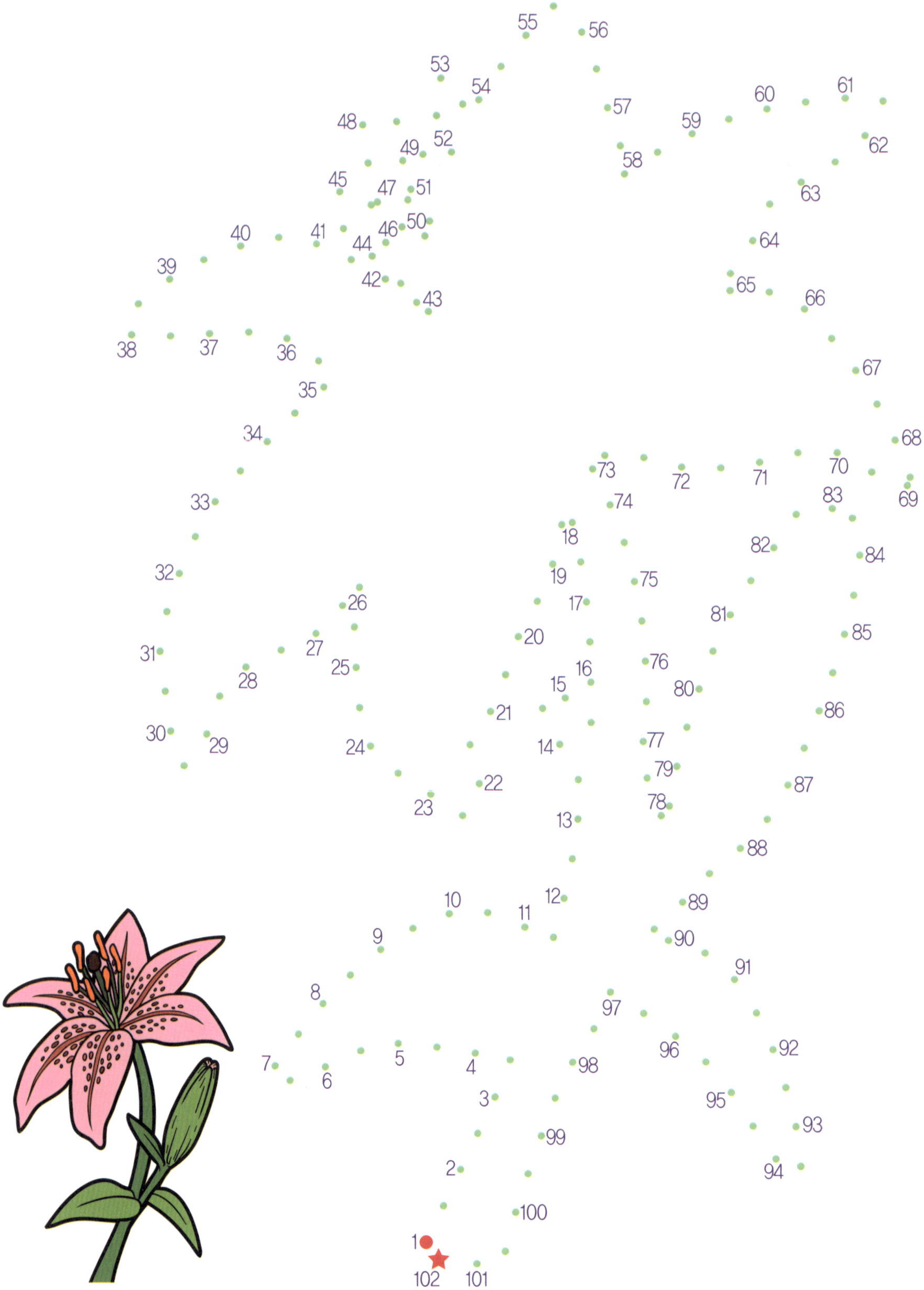

50 점선 잇기 점선을 따라 숫자 1부터 순서대로 선을 이어 보고 예쁘게 색칠해 보세요.

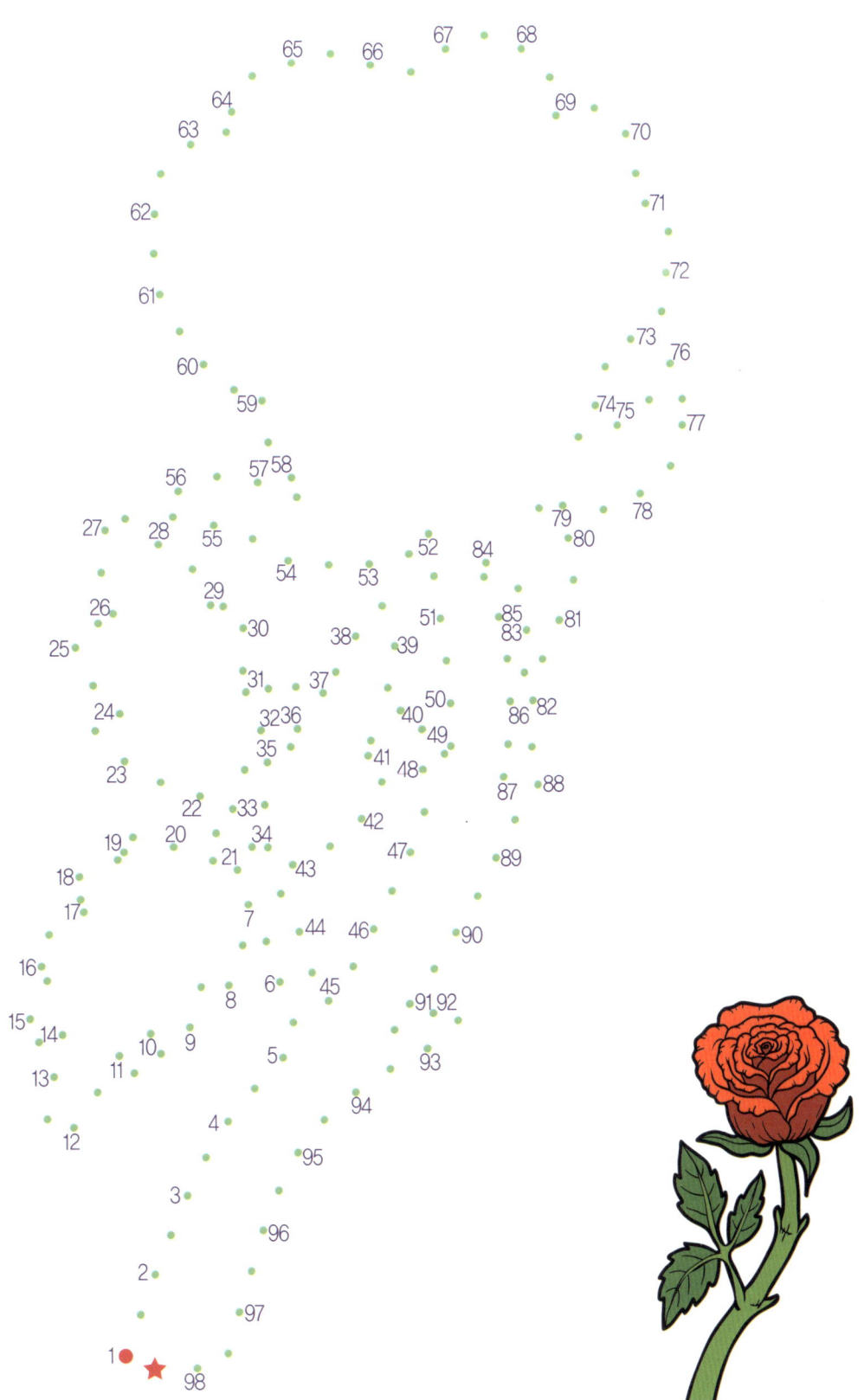

53

51 점선 잇기
점선을 따라 숫자 1부터 순서대로 선을 이어 보고 예쁘게 색칠해 보세요.

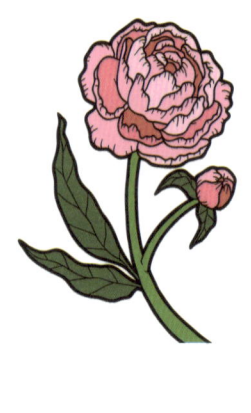

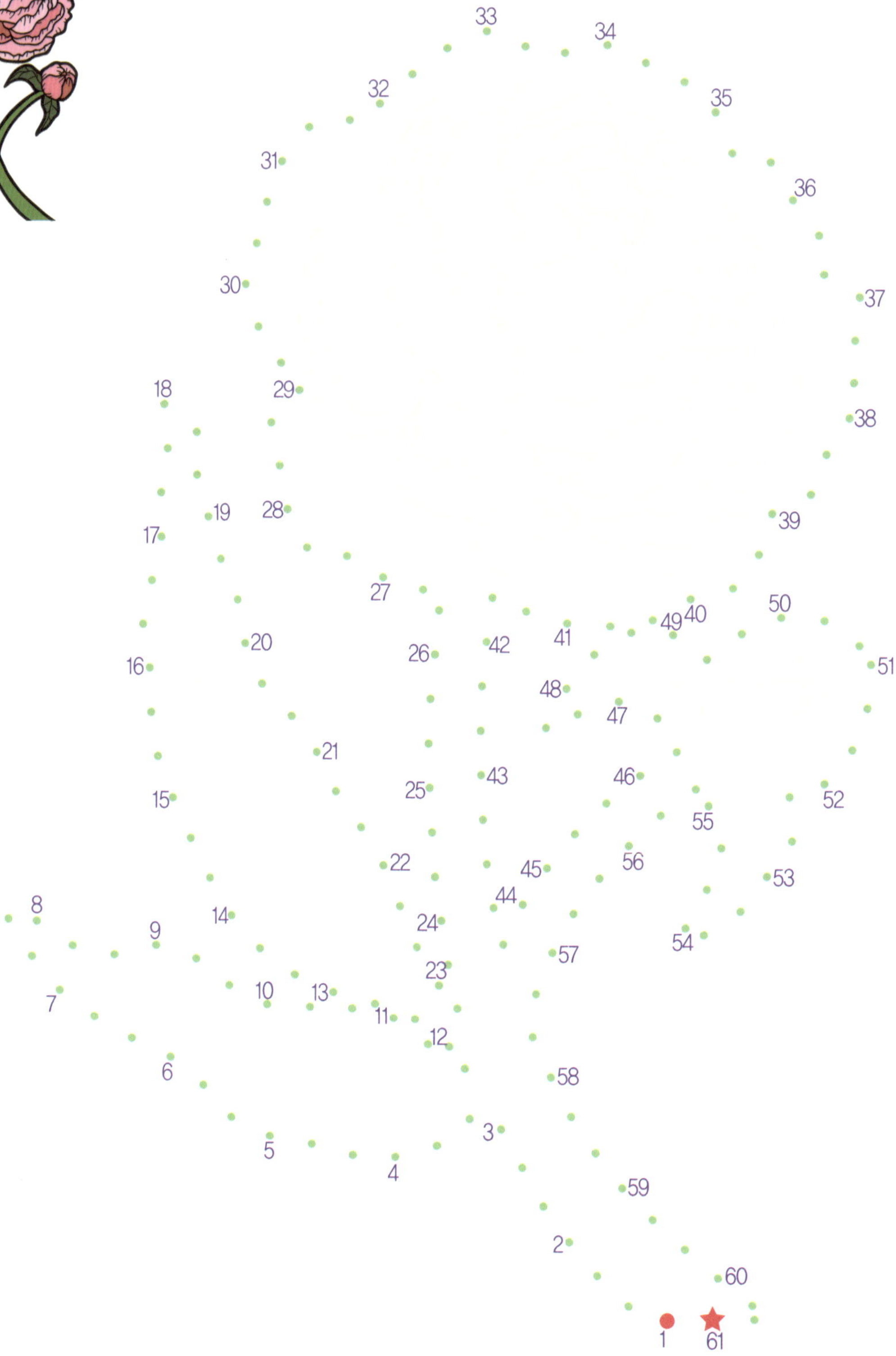

52 점선 잇기
점선을 따라 숫자 1부터 순서대로 선을 이어 보고 예쁘게 색칠해 보세요.

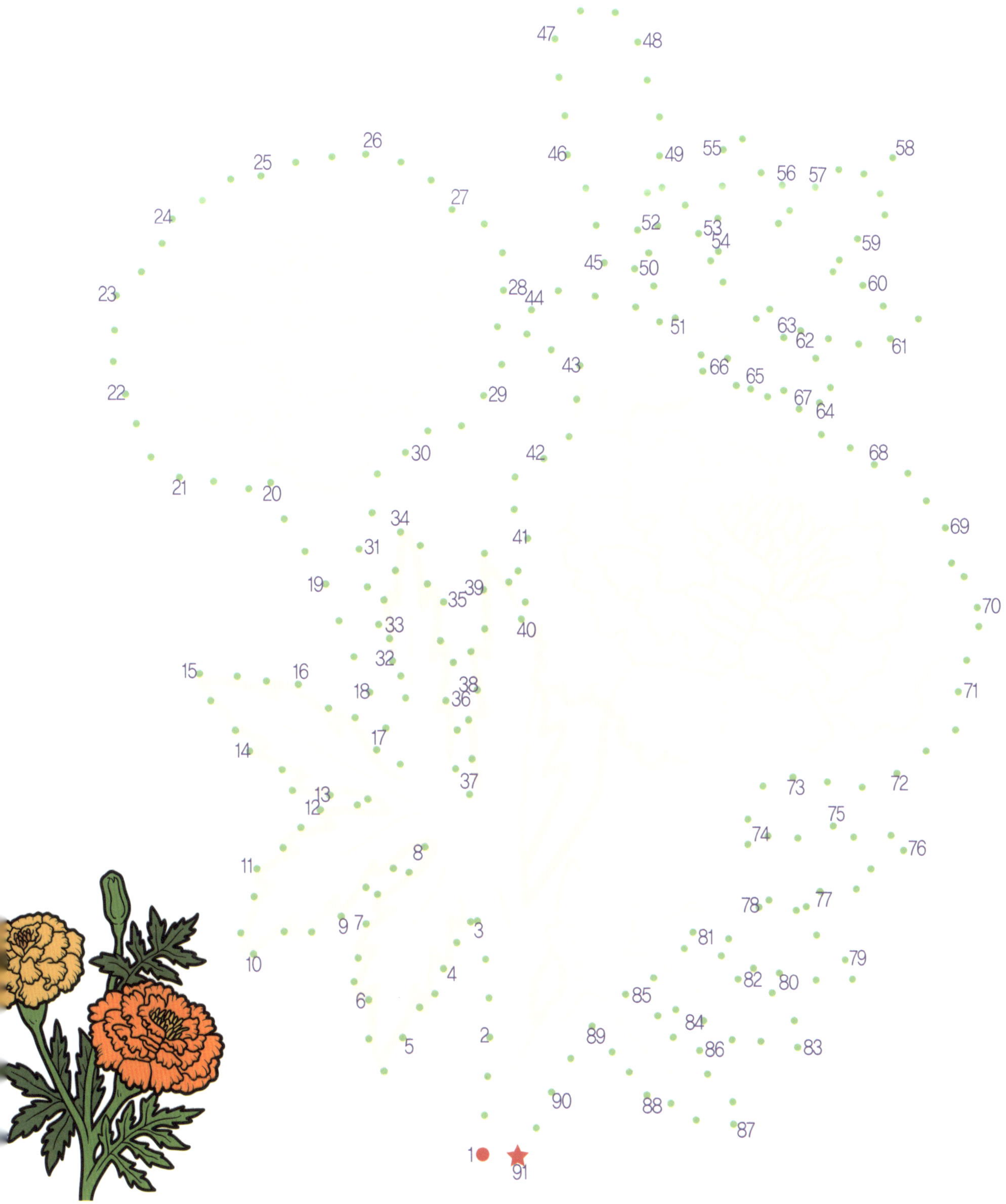

53 점선 잇기
점선을 따라 숫자 1부터 순서대로 선을 이어 보고 예쁘게 색칠해 보세요.

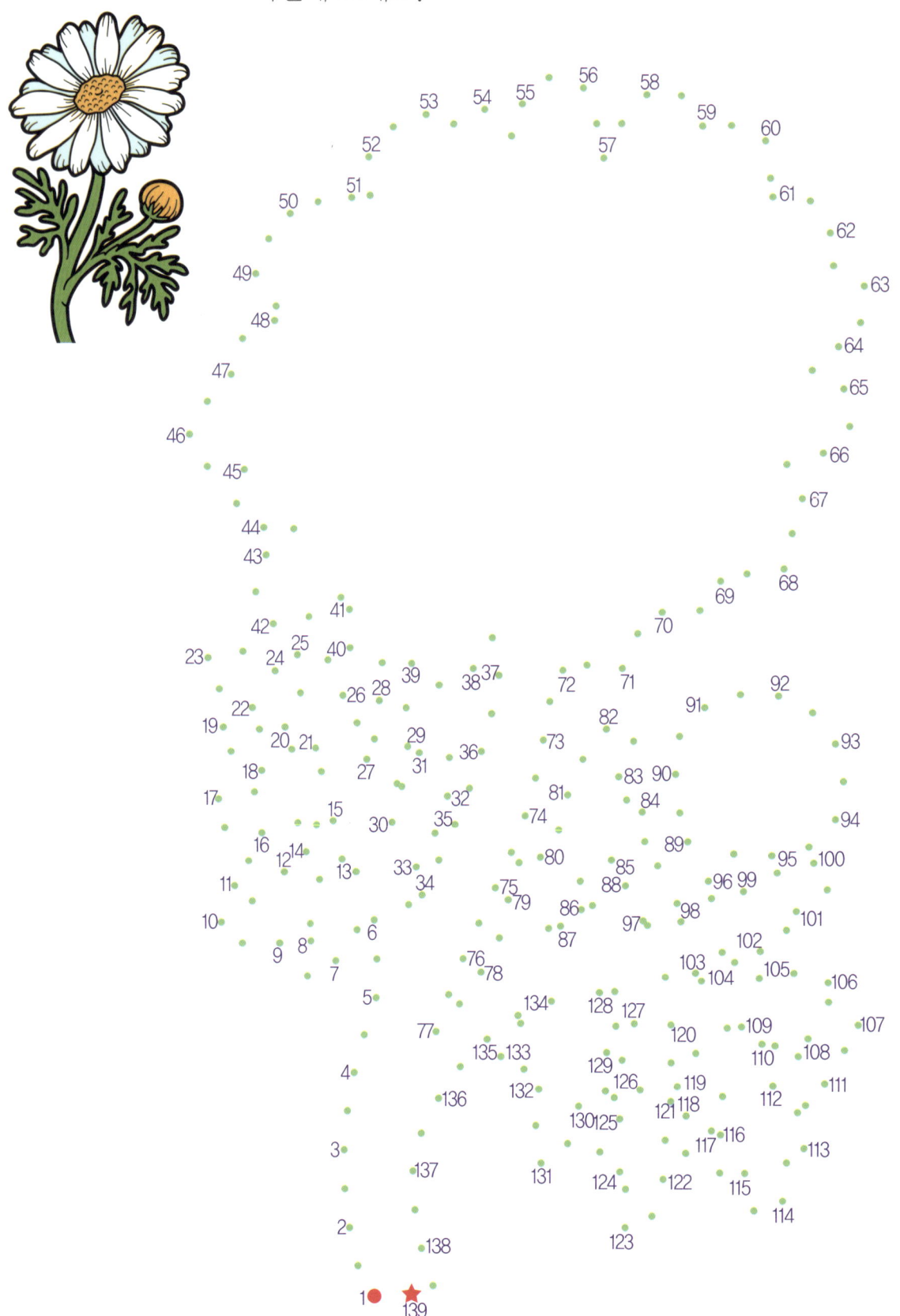

54 점선 잇기

점선을 따라 숫자 1부터 순서대로 선을 이어 보고 예쁘게 색칠해 보세요.

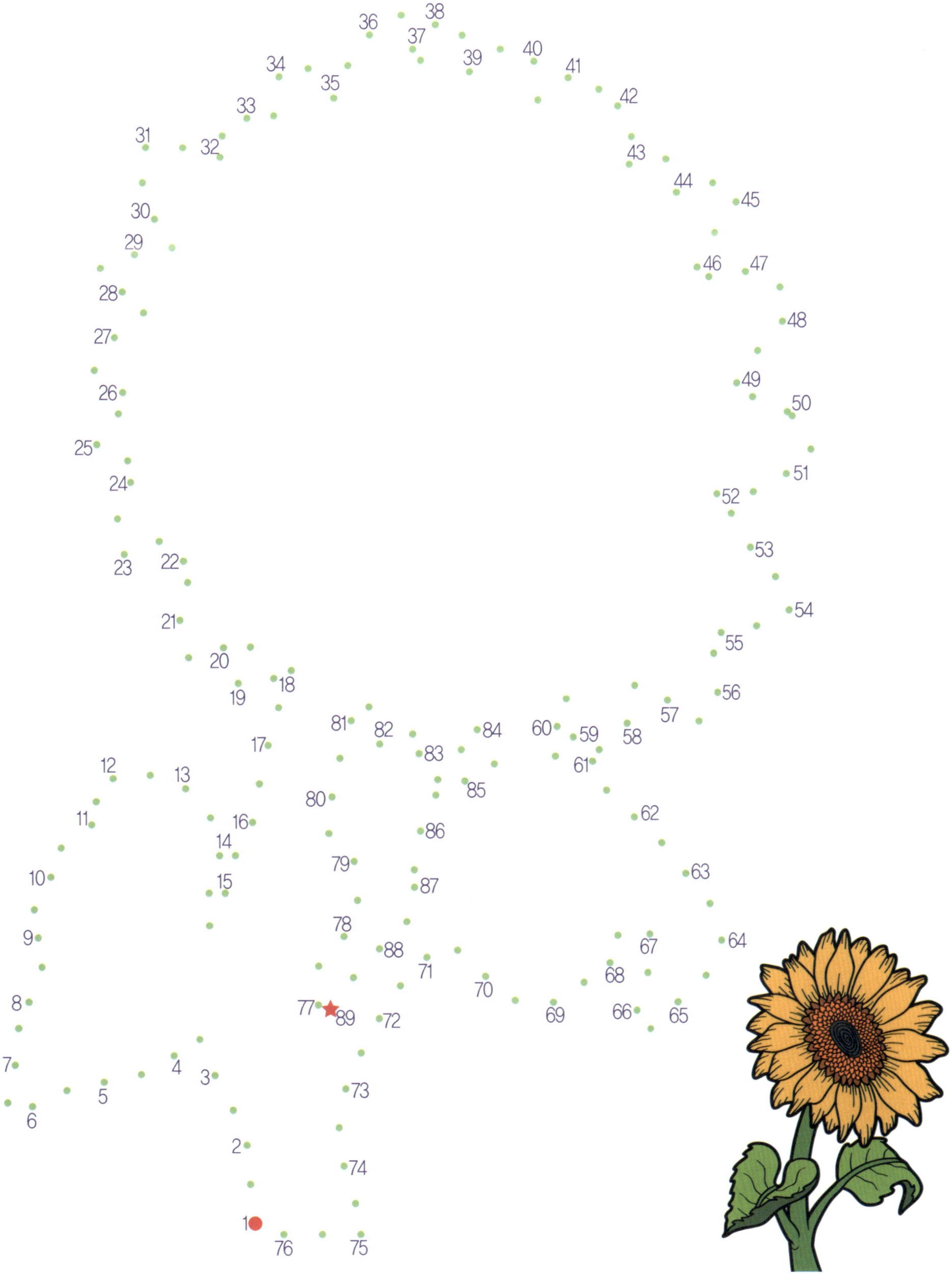

55 점선 잇기
점선을 따라 숫자 1부터 순서대로 선을 이어 보고 예쁘게 색칠해 보세요.

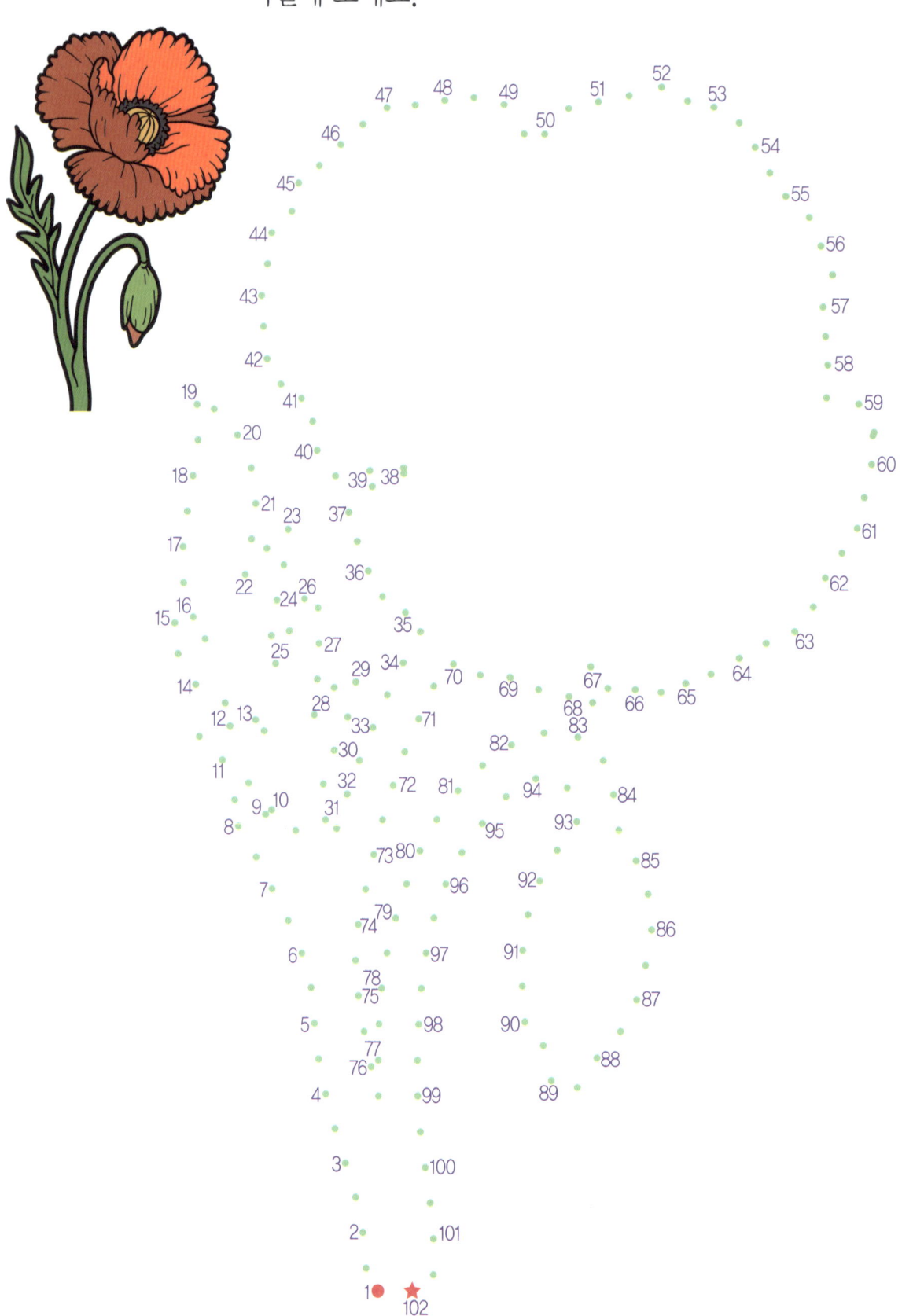

56 점선 잇기
점선을 따라 숫자 1부터 순서대로 선을 이어 보고 예쁘게 색칠해 보세요.

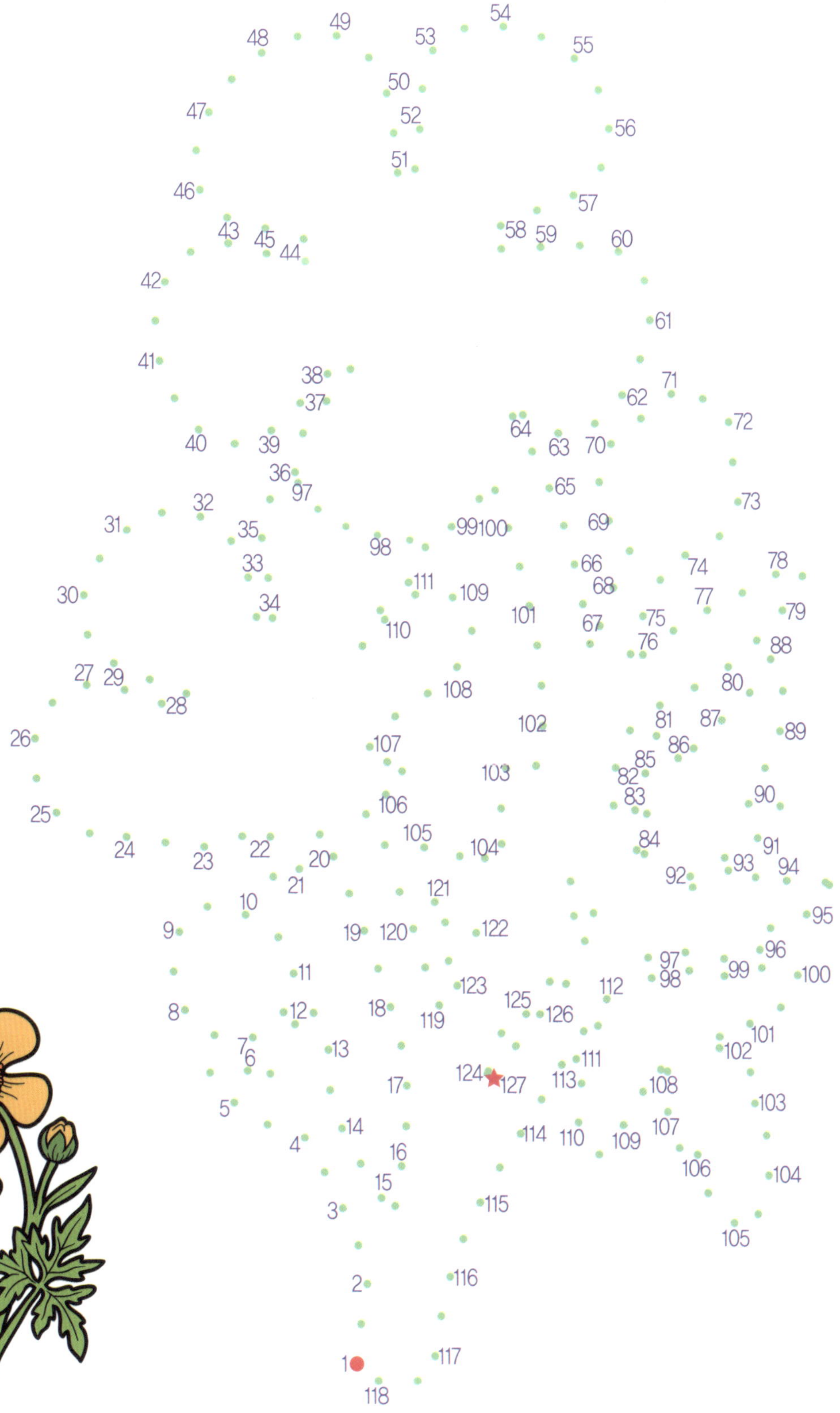

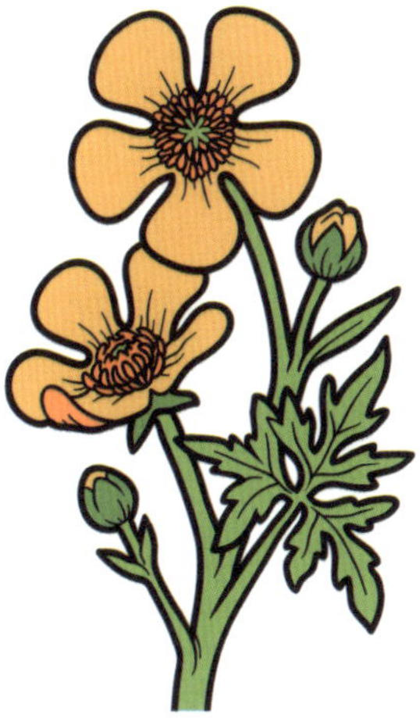

57 점선 잇기
점선을 따라 숫자 1부터 순서대로 선을 이어 보고 예쁘게 색칠해 보세요.

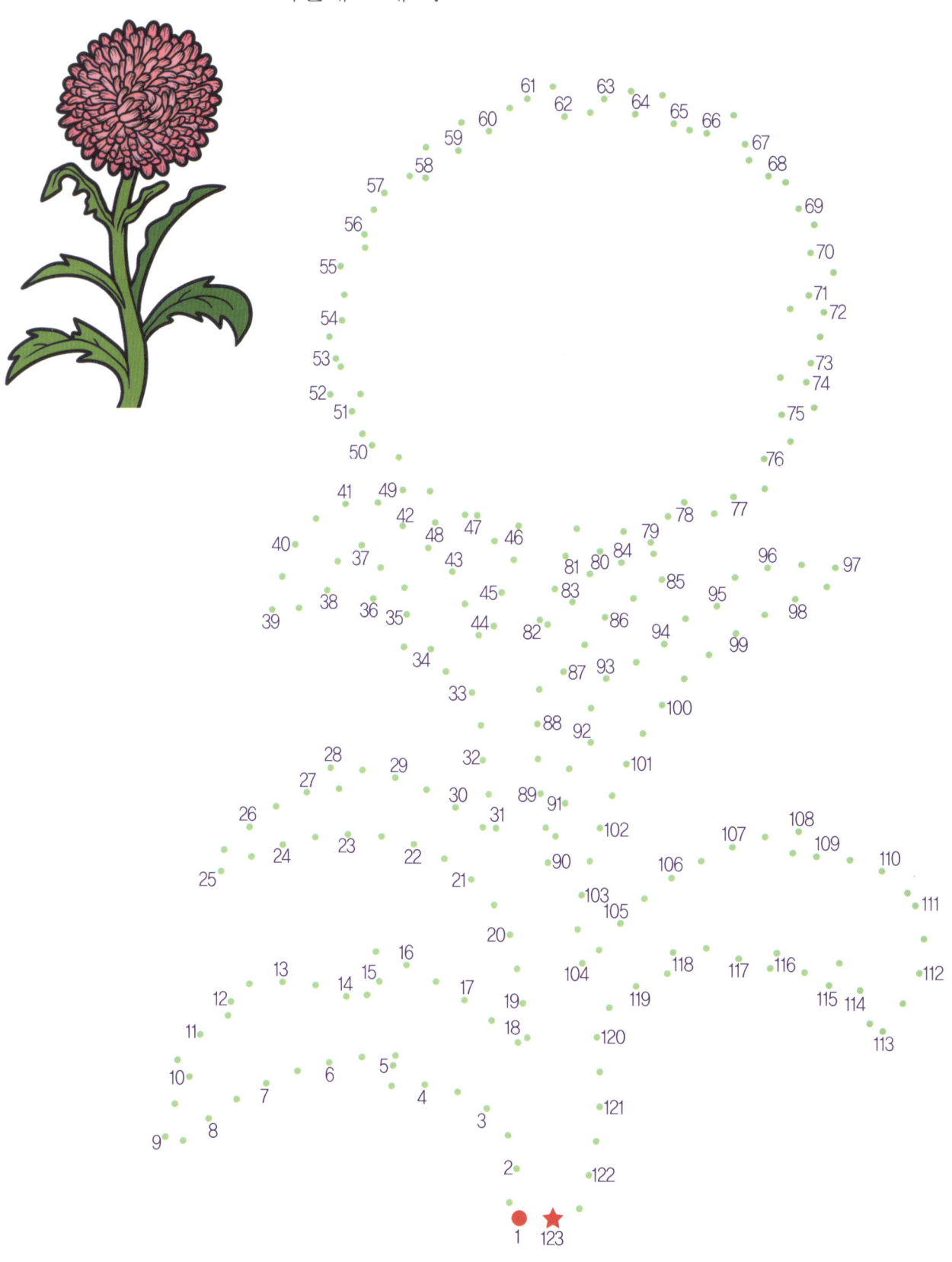